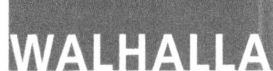

WALHALLA

Norbert Kamps

Das richtige Hilfsmittel für mich

Mehr Lebensqualität im Krankheits- und Pflegefall

W0057101

2., aktualisierte Auflage
WALHALLA Rechtshilfen

Bibliografische Information der Deutschen Nationalbibliothek
Die Deutsche Nationalbibliothek verzeichnet diese Publikation in der Deutschen
Nationalbibliografie; detaillierte bibliografische Daten sind im Internet über
http://dnb.de abrufbar.

Zitiervorschlag:
Norbert Kamps, Das richtige Hilfsmittel für mich
Walhalla Fachverlag, Regensburg 2021

Hinweis: Unsere Werke sind stets bemüht, Sie nach bestem Wissen zu informieren.
Alle Angaben in diesem Buch sind sorgfältig zusammengetragen und geprüft.
Durch Neuerungen in der Gesetzgebung, Rechtsprechung sowie durch den Zeit-
ablauf ergeben sich zwangsläufig Änderungen. Bitte haben Sie deshalb Verständnis dafür,
dass wir für die Vollständigkeit und Richtigkeit des Inhalts keine Haftung übernehmen.
März 2021

2., aktualisierte Auflage
© Walhalla u. Praetoria Verlag GmbH & Co. KG, Regensburg
Produktion: Walhalla Fachverlag, 93042 Regensburg
Printed in Germany
ISBN 978-3-8029-7589-9

Inhaltsverzeichnis

Vorwort zur 2. Auflage 7

Moderne Schmuckstücke – mehr als funktionell und
ästhetisch 10

Abkürzungsverzeichnis... 12

1. Hilfsmittelversorgung – Schritt für Schritt zum Ziel 13

Was sind Hilfsmittel und wann werden sie benötigt?........... 14

Schritt 1: Ermitteln des Hilfebedarfs 17

Schritt 2: Zielformulierung – Was will ich erreichen? 24

Schritt 3: Sich einen Überblick verschaffen 26

Schritt 4: Konkrete Auswahl von Hilfsmitteln....................... 33

Schritt 5: Die Hilfsmittelabgabe 37

Schritt 6: Finanzierung von Hilfsmitteln................................ 39

2. Hilfsmittel in der Privaten Krankenversicherung
(PKV) 41

Eigenanteile sind häufig erforderlich..................................... 42

Hilfsmittelkataloge – Informieren Sie sich vor
Vertragsabschluss.. 43

Besonderheit Brillen und Kontaktlinsen................................ 45

Wie erhalten Sie die Leistungen der PKV? 45

3. Hilfsmittel und Pflegehilfsmittel bei gesetzlich
Versicherten.. 47

Es gilt immer der Einzelfall 48

Grundsätzlicher Leistungsanspruch – Die
Rahmenbedingungen 49

Das Wirtschaftlichkeitsgebot... 66

Die Hilfsmittelverordnung 77

4. Hilfsmittel und Pflegehilfsmittel der Gesetzlichen Krankenversicherung und sozialen Pflegeversicherung beantragen 87

Der Antrag auf Hilfsmittelversorgung 88

Prüfung des Versorgungantrags durch die Krankenkasse 95

Fristen bei der Hilfsmittelprüfung 119

Ist eine Fristverlängerung möglich? 123

Selbstbeschaffung bei Nichteinhaltung der Fristen.............. 128

5. Spezielle Fragestellungen der Hilfsmittel- und Pflegehilfsmittelversorgung.. 139

Hilfsmittelverzeichnis... 140

Pflegehilfsmittelverzeichnis 141

Zusatzleistungen zur Hilfsmittelversorgung......................... 141

Besonderheit: Hilfsmittel zum Verbrauch............................. 151

Besonderheit: Zum Verbrauch bestimmte Pflegehilfsmittel . 152

Mittel von geringem oder umstrittenem therapeutischen Nutzen oder Abgabepreis 153

Besonderheit Sehhilfen 154

Leihweise Abgabe und Wiedereinsatz von Hilfsmitteln 155

Zuzahlungen und Eigenanteile zur Hilfsmittelversorgung ... 159

Festbeträge 171

Besonderheit Schule, Ausbildung und Berufsausübung 173

Weitere hilfsmittelähnliche Produkte.................................... 175

Stichwortverzeichnis... 179

Vorwort zur 2. Auflage

Möglichst lange selbstständig in der eigenen Häuslichkeit leben trotz Behinderung, Pflegebedürftigkeit, Krankheit oder Alter – wer möchte das nicht? Doch um dieses Ziel zu erreichen, bedarf es oftmals gezielter Hilfe und Unterstützung, etwa durch ein familiäres Netzwerk, Freunde oder Nachbarn. Was aber tun, wenn dieses Netzwerk sich verändert, etwa der Lebenspartner stirbt oder die Kinder in der Ferne wohnen? Auch können sich Krankheiten und Behinderungen immer stärker im Alltag auswirken und die Unabhängigkeit oder gar die Gesundheit bedrohen.

Gesundheit und Unabhängigkeit sind hohe Güter, aber keine Waren, die im Supermarkt „Gesundheitswesen" mit Garantie und Umtauschrecht erworben werden können. Diese Güter müssen erarbeitet werden und wie so oft bedarf es dazu der richtigen Werkzeuge – d. h. der richtigen Hilfsmittel.

Hilfsmittel sind materielle Mittel und technische Produkte, die es den Betroffenen ermöglichen, die alltäglichen, immer wieder anfallenden Aufgaben des Lebens zu meistern. Sie helfen beispielsweise dabei, die Nahrung zu sich zu nehmen, sich fortzubewegen, sich zu waschen oder auch bei so intimen Tätigkeiten wie dem Toilettengang. Sie ermöglichen das Lesen und Fernsehen oder unterstützen bei der Medikamenteneinnahme. Hilfsmittel geben aber auch Sicherheit und erlauben so ein selbstbestimmtes und selbstständiges Leben. Jedoch steht gerade die fundierte Versorgung mit Hilfsmitteln oftmals auf schwachen Füßen, da es an entsprechendem Wissen über die Produkte und das Leistungsrecht mangelt. So werden Versorgungsanträge unzureichend begründet oder berechtigte Ansprüche gar nicht erst eingefordert und die Leidtragenden sind die Betroffenen und ihre Familien. Eine rechtzeitige, passende, qualitativ hochwertige und ausreichende Hilfsmittelversorgung hat damit für die darauf angewiesenen Menschen einen ausgeprägten Stellenwert.

Ein altes deutsches Sprichwort lautet: „Wenn Du Hilfe brauchst, schaue auf das Ende Deines eigenen Armes!" In diesem Sinne möchte dieses Buch Sie dabei unterstützen, die richtigen Hilfsmittel für Ihre individuelle Situation zu finden und diese erfolgreich zu beschaffen. Es gibt Ihnen praktische Hinweise zur Finanzierung und erleichtert die Kommunikation mit den Kostenträgern. Es ist wichtig, sich gegenüber den Kranken- oder Pflegekassen zu positionieren. Dazu müssen Sie Ihre Rechte kennen und wissen, wie das System „Gesundheitswesen" funktioniert. Egal, ob als mündiger Bürger, der selbst von Behinderung betroffen ist oder als unterstützender, Verantwortung übernehmender Angehöriger, ist diese Gratwanderung zwischen angemessenen, berechtigten oder unangemessenen und unberechtigten Forderungen für Sie keine einfache Aufgabe, bei der rechtliche, fachliche und manchmal auch rein praktische Fragestellungen zu beantworten sind.

Da jeder Fall individuell ist und eine große Zahl an Hilfsmitteln zur Verfügung steht, können wir Ihnen hier keine einfachen Lösungen in Form eines Kochrezepts anbieten. Wir können Ihnen aber anhand von typischen, praxisorientierten Beispielen das Rüstzeug an die Hand geben, das Ihnen dazu verhilft, die richtigen Hilfsmittel für Ihren ganz individuellen Fall zu erhalten und damit länger selbstständig in der eigenen Häuslichkeit zu leben. Lassen Sie sich nicht „behindern", sondern gewinnen Sie Selbstständigkeit, Teilhabe am Leben in der Gemeinschaft und Lebensqualität durch eine gute Hilfsmittelversorgung.

Dieser Walhalla-Fachratgeber hat das Ziel, Sie umfassend und verständlich über die Möglichkeiten und Rahmenbedingungen einer Hilfsmittelversorgung zu informieren; er gibt Hinweise sowie Tipps zur Auswahl von technischen Hilfen und zum Leistungsrecht der Kranken- und Pflegekassen und erläutert, wie Hilfsmittel erfolgreich beantragt werden können.

> **Wichtig:** Die Hilfsmittelversorgung ist ein komplexes Thema und zum Teil auch rechtlich stark reglementiert. Wir haben daher dieses Buch in thematisch getrennte Abschnitte unterteilt. Diese können nacheinander, oder aber auch gezielt, jeder Abschnitt für sich, gelesen werden. Der erste Abschnitt erklärt allgemein, wie ein Hilfsmittelbedarf zu ermitteln ist und gibt Hilfestellungen zur Auswahl. Im zweiten Abschnitt finden Versicherte der privaten Krankenversicherung Hinweise zur Finanzierung von Hilfsmitteln. Der dritte Abschnitt richtet sich dagegen an Versicherte der

gesetzlichen Krankenkassen und liefert die rechtlichen Hintergründe und Informationen zur Hilfsmittel- und Pflegehilfsmittelversorgung. Diese Informationen werden benötigt, um das in Abschnitt vier beschriebene Verfahren der Hilfsmittelbeantragung erfolgreich absolvieren zu können. Abschnitt fünf liefert weitergehende Informationen zu speziellen Fragestellungen.

Mit der zweiten Auflage des Ratgebers wurden die rechtlichen Grundlagen auf den Stand Januar 2021 aktualisiert. Dies war erforderlich, weil zum einen der Gesetzgeber zahlreiche kleinere und größere Anpassungen des Leistungsrechts vorgenommen hat und zum anderen, weil Klarstellungen und Präzisierungen durch die Rechtsprechung erfolgten. Hieraus wird abermals die große Dynamik der Hilfsmittelversorgung deutlich. Berücksichtigt wurden zudem auch zahlreiche Fragen und Praxisbeispiele, die dem Autor in von ihm durchgeführten Seminaren und Workshops zum Thema vorgebracht wurden. In diesem Sinne möchte ich allen Lesern und Leserinnen danken, die erst durch Ihre Fragen die Erstellung dieses Ratgebers ermöglicht haben und so Wissen aus der Praxis für die Praxis generieren. Danke!

Norbert Kamps

Moderne Schmuckstücke – mehr als funktionell und ästhetisch

Die Bedeutung von Hilfsmitteln ist an das Image von Krankheit und Behinderung gebunden und unterliegt somit einem ständigen Wandel. In den vergangenen zehn bis fünfzehn Jahren ist Behinderung salonfähig geworden, und damit wurden auch Hilfsmittel sichtbar.

Der Ausdruck „die Ästhetik liegt in der Funktion" hat etwas an Gültigkeit verloren. Mit einer Behinderung oder einer chronischen Erkrankung ist die eigene Identität stark an Hilfsmittel gebunden. Ähnlich wie das Zeigen materieller Güter unterschiedliche Werte transportiert, löst das Hilfsmittel bei Behinderung eine gewisse Einschätzung aus. Wir wissen, dass Reichtum, Wohlstand, Sportlichkeit und Eleganz durch Symbole wie eine teure Uhr oder Brille, einen Sportwagen oder ein Schmuckstück dargestellt werden können. Doch was symbolisieren Hilfsmittel?

Das Nachdenken über den symbolischen Wert von Hilfsmitteln ist deswegen so bedeutsam, weil mit dem Übermitteln eines Wertes die Akzeptanz oder Ablehnung verbunden ist. Signalisiert ein Hilfsmittel lediglich Hilfsbedürftigkeit, Abhängigkeit und Mitleid, ist zu erwarten, dass die Compliance sinkt. Besonders im Jugendalter spielt diese Wertvermittlung eine enorme Rolle! Ein Mieder für eine junge Skoliose-Patientin darf wie ein Schmuckstück betrachtet und behandelt werden, um eine häufige Verwendung zu garantieren.

Eine Identität kann stets von zwei Gruppen von Gefühlen begleitet werden: cool oder uncool, modern oder altmodisch, sexy oder asexuell, wertvoll oder wertlos. Die eigene Identität bestimmt, was man sich zutraut und wovor man sich fürchtet.

Die Integration in eine Gesellschaft hängt somit direkt mit dem Hilfsmittel zusammen. Während einfache Hilfsmittel wie beispielsweise eine Perücke oder eine Brille je nach persönlicher Stimmung gewechselt werden können, sind größere Hilfsmittel von der Stimmung unabhängig: Ein Rollstuhl muss in jede Stimmung passen – ob Tanzfläche, Arbeitsplatz oder Schlafzimmer. Jeder Mensch muss lernen, innerhalb seiner Möglichkeiten den Wert seiner Person von der Materie, die ihn umgibt, weitestgehend unabhängig zu machen. Trotz dieses Versuches ist es wichtig, bei der Auswahl eines benötigten Hilfsmittels immer auch darauf zu achten, wer man gerne ist und wie man der Darstellung seiner selbst am ehesten gerecht werden kann.

Mit der Aufforderung, Materie – und damit das Hilfsmittel – immer als Wertvermittler zu betrachten, die Funktion aber dennoch nicht aus den Augen zu verlieren und die Ästhetik auch in der Funktion zu betrachten, wünsche ich viel Freude bei der Auswahl Ihres Hilfsmittels.

Georg Fraberger

Georg Fraberger ist Autor der Bücher „Ohne Leib mit Seele" und ein „Ein ziemlich gutes Leben", Ecowin Verlag, Salzburg.

Als Psychologe betreut er Patienten, die an Schmerzen leiden, depressiv, ängstlich, zwanghaft oder eifersüchtig sind sowie jene die chronisch krank sind, im Rollstuhl sitzen müssen oder Gliedmaßen verloren haben.

Abkürzungsverzeichnis

BGH	Bundesgerichtshof
Abs.	Absatz
BGB	Bürgerliches Gesetzbuch
BSG	Bundessozialgericht
d. h.	das heißt
G-BA	Gemeinsamer Bundesausschuss
GKV	Gesetzliche Krankenversicherung
HilfsM-RL	Hilfsmittel-Richtlinie
i. V. m.	in Verbindung mit
MD	Medizinischer Dienst
MPBetreibV	Medizinproduktebetreiber-Verordnung
MTK	Messtechnische Kontrolle
PKV	Private Krankenversicherung
SGB	Sozialgesetzbuch
SGB I	Erstes Sozialgesetzbuch
SGB IV	Viertes Sozialgesetzbuch
SGB V	Fünftes Sozialgesetzbuch
SGB IX	Neuntes Sozialgesetzbuch
SGB X	Zehntes Sozialgesetzbuch
SGB XI	Elftes Sozialgesetzbuch
SGG	Sozialgerichtsgesetz
SPV	Soziale Pflegeversicherung
STK	Sicherheitstechnische Kontrolle
u. a.	unter anderem
UK	Unterstützte Kommunikation
vgl.	vergleiche
z. B.	zum Beispiel

1.

Hilfsmittelversorgung – Schritt für Schritt zum Ziel

Was sind Hilfsmittel und wann werden sie benötigt? 14

Schritt 1: Ermitteln des Hilfebedarfs 17

Schritt 2: Zielformulierung – Was will ich erreichen? 24

Schritt 3: Sich einen Überblick verschaffen 26

Schritt 4: Konkrete Auswahl von Hilfsmitteln 33

Schritt 5: Die Hilfsmittelabgabe 37

Schritt 6: Finanzierung von Hilfsmitteln 39

Was sind Hilfsmittel und wann werden sie benötigt?

1

Hilfsmittel gleichen Behinderungen aus, ermöglichen Teilhabe am Leben in der Gesellschaft, lindern Beschwerden und tragen wesentlich zur Verbesserung von Gesundheit, zur Krankenbehandlung, Selbstständigkeit, Mobilität sowie zur Minderung der Pflegeabhängigkeit bei.

Geeignete individuelle Hilfsmittel sind somit für viele Menschen mit Behinderung und Krankheit unverzichtbar. Sie stellen eine besonders wichtige Voraussetzung für die Teilhabe am Leben in der Gemeinschaft dar.

Was sind Hilfsmittel?

Hilfsmittel sind Gegenstände (oder besser sächliche Produkte, denn auch spezielle Software kann ein Hilfsmittel darstellen), die für die besonderen Anforderungen von kranken oder behinderten Menschen entwickelt und hergestellt werden. Diese Produkte grenzen sich damit gegen die Dinge des täglichen Gebrauchs ab, die auch von gesunden Menschen tagtäglich vielmals genutzt werden. Zu den Hilfsmitteln zählen auch bestimmte Dienstleistungen, die bei der Hilfsmittelabgabe und -nutzung benötigt werden. Dies kann z. B. eine Einweisung in den Gebrauch der Produkte, ein umfassendes Training, aber auch eine technische Kontrolle oder Wartung sein.

> **Wichtig:** Unterscheiden Sie deutlich zwischen Hilfsmitteln und Heilmitteln. Heilmittel sind zur Heilung erforderliche Dienstleistungen (z. B. die Physiotherapie), von denen eine heilende Wirkung auf den Patienten ausgeht. Dies ist in Bezug auf die Leistungspflicht von Krankenkassen wichtig, da Heilmittel eigenen Regelungen unterliegen.

Wozu werden Hilfsmittel genutzt?

Hilfsmittel werden genutzt, um elementare Aktivitäten des täglichen Lebens auszuführen. Dazu zählen etwa die Mobilität und die Kommunikation, aber auch so grundlegende Bedürfnisse wie Essen oder

Körperpflege. Hilfsmittel kommen also zum Einsatz, um bestehende körperliche Beeinträchtigungen oder Behinderungen zu mildern oder auszugleichen. Typische Beispiele hierfür sind Rollstühle, Hörgeräte oder Inkontinenzprodukte.

1

Aber auch fehlende, ausgefallene oder beeinträchtigte Organe bzw. Körperfunktionen sollen wiederhergestellt, erleichtert oder ersetzt werden. Dies kann z. B. durch Beinprothesen, spezielle Stützapparate (Orthesen) oder orthopädische Schuhe erfolgen.

Vorbeugend wirkende Hilfsmittel sollen dagegen vor Funktionsausfällen und Schädigungen schützen, etwa spezielle Matratzen zur Verhinderung des Wundliegens bei bettlägerigen Menschen. Hilfsmittel können aber auch therapeutisch wirken oder lebenserhaltend sein und somit der Krankenbehandlung dienen, u. a. Geräte zur künstlichen Ernährung, Atemüberwachungsmonitore, Geräte zur Therapie der Schlafapnoe (Atemstillstände während des Schlafs) sowie Beatmungsgeräte.

Für den behinderten oder kranken Menschen ergeben sich daraus verschiedene Fragestellungen. Welche Hilfsmittel gibt es, wo erhalte ich einen Überblick, wer kann mich bei der Auswahl beraten, wie erhalte ich das richtige Hilfsmittel und bezahlt meine Kranken- oder Pflegeversicherung diese Produkte? Gerade die Fragen zur Kostenübernahme sind nicht einfach zu beantworten, denn es ist leider so, dass die Ansprüche zur Hilfsmittelversorgung im Gesetzbuch nicht an einer Stelle zentral und umfassend beschrieben werden, sondern sich an vielen Textstellen für den Einzelfall wichtige Informationen finden. Zudem gibt es zahlreiche Gerichtsentscheidungen, welche die Hilfsmittelversorgung betreffen und Ansprüche regulieren und definieren.

Wann benötigen Sie ein Hilfsmittel?

Die Notwendigkeit für eine Hilfsmittelversorgung besteht immer dann, wenn aufgrund von Krankheit (vorübergehend oder chronisch), Behinderung oder Pflegebedürftigkeit ohne das Hilfsmittel Ihre Gesundheit und Ihr Wohlbefinden gefährdet wären oder Sie nicht mehr am Leben teilhaben können. Das Hilfsmittel ist damit notwendig, um die Herausforderungen des Alltags zu lösen.

1

Dabei ist es unerheblich, ob das Produkt im Einzelfall von der behinderten oder kranken Person selbst genutzt wird oder ob z. B. Pflegekräfte das Produkt benötigen, um die notwendige Pflege durchführen zu können. Entscheidend ist, dass die Hilfsmittel im Einzelfall der behinderten oder kranken Person zugutekommen.

Auch wenn es noch (vermeintlich) „ohne geht", kann der Einsatz eines Hilfsmittels sinnvoll sein. Diesen Bedarf zu erkennen, ist der erste wichtige Schritt bei der Hilfsmittelversorgung.

Es gibt Situationen, in denen ein Hilfsmittel unmittelbar gebraucht wird, etwa nach einem Sturz oder einem Sportunfall. Hier wird meist noch in der Akutversorgung das entsprechende Produkt vom behandelnden Arzt empfohlen. Auch die Versorgung mit einem Hilfsmittel, das der Krankenbehandlung dient, etwa einem Inhalationsgerät bei einer chronischen Lungenerkrankung, wird in der Regel durch den Hausarzt ausgelöst. Der Bedarf und der Versorgungszeitpunkt sind eindeutig. Die Notwendigkeit der Versorgung ist auch gut begründbar.

Doch weit häufiger stellt sich eine Beeinträchtigung schleichend, d. h. unbemerkt im Laufe des Lebens ein. Es „geht" zwar noch, aber eben nicht mehr so gut. Gerade ältere Menschen wollen in diesen Situationen dann auch nicht zur Last fallen oder schämen sich gar dafür, dass etwa der Toilettengang nicht mehr so einfach ist. Sie verlassen immer weniger die eigene Wohnung, ziehen sich zurück, behelfen sich irgendwie. In diesen Fällen gibt es meist es keinen eindeutig zu benennenden Zeitpunkt, an dem das Erfordernis einer Hilfsmittelversorgung deutlich wird. Noch viel weniger ist den Betroffenen klar, welches Hilfsmittel ihnen denn nun helfen könnte, die Selbstständigkeit und Lebensqualität zu erhalten oder wiederzuerlangen.

Wer weiß schon, dass man mit besonderen Löffeln und Gabeln das Zittern bei einem Parkinsonpatienten dämpfen und so das Essen erleichtern kann. Oder welche Greifhilfen eine selbstständige Intimhygiene erlauben.

Meist erfolgt die Bedarfsermittlung gemäß dem Zufallsprinzip. Frei nach dem Motto „Ich kenn da jemanden, der hat damit dies und jenes erreicht ..." werden Hilfen ausgetestet und auch schnell wieder verworfen. Eine mehr als unbefriedigende und oft auch teure Lösung. Hier empfiehlt es sich, professionellen Rat einzuholen. Sanitätshäuser oder spezielle Geschäfte für Seniorenbedarf sind meist die ersten Anlaufstellen. Auch Hausärzte werden befragt. Doch auch hier verbergen sich viele Unwägbarkeiten. Zum einen kennen gerade Ärzte längst nicht alle Möglichkeiten der modernen Hilfsmittel. Zum anderen erfordert die Auswahl, Anpassung und die Schulung in den Gebrauch der Hilfsmittel auch ein großes Fachwissen.

Experte in eigener Sache

Doch viel entscheidender ist, dass bei der Auswahl sehr genau auf Ihre persönlichen und ganz individuellen Bedürfnisse, Wünsche, Zielvorstellungen und auch Umfeldgegebenheiten, etwa die Wohnsituation oder die Möglichkeit, familiäre Hilfe zu nutzen, geachtet werden muss. Hier ist insbesondere Ihre Mitarbeit gefordert. Denn nur ein Hilfsmittel, das auch Ihren Ansprüchen genügt, wird am Ende auch effektiv genutzt und Ihnen Lebensqualität zurückbringen. In diesem Sinne sollen die folgenden Erläuterungen dazu dienen, dass Sie sich auch im Gespräch mit (vermeintlichen) Profis immer als Experte in eigener Sache fühlen können.

Schritt 1: Ermitteln des Hilfebedarfs

Zur Feststellung des Versorgungsbedarfs sollten Sie zunächst Ihre persönliche Situation reflektieren, indem Sie sich die im Folgenden aufgeführten Fragen stellen. Nehmen Sie dabei Familienangehörige, Freunde und Bekannte zu Hilfe und beantworten Sie die Fragen gemeinsam. Oftmals nimmt man Einschränkungen, z. B. eine zunehmende Schwerhörigkeit, nicht oder nur eingeschränkt selbst wahr. Seien Sie dabei ehrlich zu sich selbst und denken Sie nicht: „Das wird schon wieder" oder „Ach, wie peinlich". Ein Versorgungsbedarf wird immer dann gesehen, wenn Folgen einer Krankheit und/oder Folgen von Funktionsstörungen (z. B. nicht mehr Greifen können) bzw. körperlichen Schädigungen vorliegen, die gezielt einer Versorgung bedürfen, um die Krankenbehandlung zu sichern oder eine Behinderung auszugleichen oder einer drohenden Behinderung oder Krankheit vorzubeugen.

1

Einstiegsfragen zur Bedarfsermittlung

- Welche Aktivitäten des Alltags fallen mir schwer, kann ich aber noch selbst und ohne Hilfe lösen?
- Für welche Aktivitäten des Alltags nutze ich bereits Hilfsmittel oder benötige ich die Hilfe anderer Personen?
- Welche Aktivitäten des Alltags kann ich nicht mehr wahrnehmen?

Betrachten Sie Ihren Alltag

Die Betrachtung des Hilfsmittelbedarfs geht dabei von den Problemen des Alltags der Betroffenen aus. Etwa kann die Frage gestellt werden, ob Sie die Unterstützung bei bestimmten Tätigkeiten des täglichen Lebens benötigen, beispielsweise bei der Mobilität in der Wohnung. So bildet sich bei Ihnen nicht nur ein Problembewusstsein für die eigene Situation, sondern Sie können zugleich aktiv in die spätere Entscheidung über Hilfsmittelversorgung eingreifen und sind nicht auf Urteile anderer Menschen angewiesen.

Selbstanalyse anhand der Aktivitäten des täglichen Lebens

Um nicht die Übersicht zu verlieren, empfiehlt es sich, die Aktivitäten nach den verschiedenen Lebensbereichen getrennt zu betrachten und die vorgenannten Fragen zu beantworten. Die folgende Auflistung führt die typischen Lebensbereiche und Aktivitäten auf und kann als Orientierung dienen. Nicht zutreffende Punkte lassen Sie einfach weg. Sollten Aktivitäten fehlen, ergänzen Sie diese.

Typische Aktivitäten des täglichen Lebens
Körperliche Grundfunktionen

- Atmen (inklusive Husten und Nase schnäuzen)
- Essen
- Trinken
- Die eigene Körpertemperatur regeln

Körperliche Hygiene
- Ausscheiden können (Toilettengang bewältigen können)
- Sich waschen (inklusive Duschen, Baden)
- Zähne putzen
- Sich rasieren
- Haut, Haare und Fuß- sowie Fingernägel pflegen

Bewegen
- Sich bewegen und eine bestimmte Stellung halten
- Sich hinlegen und aufrichten
- Liegen und im Bett sich umlagern
- Sich hinsetzen und auch wieder aufstehen
- Sitzen und sich umsetzen
- Stehen und Balance halten (auch auf schrägen oder unebenen Böden)
- Sich hinknien
- Gehen, laufen und rennen auf unterschiedlichen Untergründen
- Schwellen, Stufen und Treppen überwinden
- Arme, Hände, Finger bewegen
- Beine, Füße und Zehen bewegen
- Den Rumpf beugen und drehen
- Den Kopf bewegen (nicken, schütteln, drehen)

Selbstständig Leben
- Haushalt führen (Wohnung sauber, in Ordnung und intakt halten)
- Notwendigen Schriftverkehr führen (inklusive Behörden- und Bankgeschäfte)
- Dinge des täglichen Bedarfs einkaufen und organisieren
- Nahrung zubereiten
- Die passende Kleidung auswählen und sich an- und auskleiden
- Schuhe an- und ausziehen
- Gefahren für sich und andere vermeiden
- Seinen Glauben ausüben
- Sich als Mann oder Frau fühlen
- Lernen, Arbeiten, Spielen

Kommunikation und Informationsaufnahme

1

- ■ Sehen
- ■ Hören
- ■ Fühlen, Tasten
- ■ Riechen
- ■ Schmecken
- ■ Sprechen
- ■ Schreiben
- ■ Lesen
- ■ Fernsehen
- ■ Computer bedienen (Tastatur, Maus, Touchscreen)

Wichtig: Bedenken Sie, dass die o. g. Liste nur beispielhaft sein kann. Sofern erforderlich, können Sie die Liste jederzeit erweitern oder kürzen.

Persönliches Umfeld berücksichtigen

Diese Betrachtungsweise gibt einen guten Überblick über den bestehenden Hilfsbedarf. Sie muss aber unbedingt auch das Umfeld betrachten, so kann das Gehen in der Wohnung noch gut möglich sein, im Außenbereich dagegen schon eine erhebliche Sturzgefahr vorliegen. Überlegen Sie daher, ob für einzelne Aktivitäten auch unterschiedliche Umgebungen zu berücksichtigen sind.

Die vorstehende Liste führt typische Aktivitäten für in der eigenen Häuslichkeit lebende Personen auf. In anderen Lebenssituationen, etwa bei einer Unterbringung im Pflegeheim, können sich ganz andere Aktivitäten (etwa ein wöchentlich stattfindender gemeinsamer Tanznachmittag) als relevant erweisen. Auch das Lebensalter kann eine erhebliche Rolle spielen. So können junge behinderte Menschen z. B. noch einer beruflichen Tätigkeit nachgehen oder die Schule besuchen. Hieraus wird deutlich, warum Sie möglichst keine vorgefertigten Checklisten und Skalen für systematische Erhebungen nutzen sollten, denn sie schränken oft zu sehr ein.

Profi-Tipp:

Zur umfassenden und systematischen Beschreibung der Funktionsfähigkeit und der Erhebung des Hilfebedarfs können auch auf Basis der ICF (International Classification of Functioning, Disability and Health) bzw. der deutschsprachigen Übersetzung „Internationale Klassifikation der Funktionsfähigkeit, Behinderung und Gesundheit" sogenannte ICF Core Sets verwendet werden. Ein ICF Core Set umfasst eine Liste von ICF-Kategorien, welche für die Mehrzahl von Patientinnen und Patienten mit einer spezifischen Gesundheitsstörung relevant sind. Das Ziel ist demnach, alle relevanten Aspekte der Funktionsfähigkeit von Menschen mit einer spezifischen Gesundheitsstörung mit möglichst wenigen Kategorien zu beschreiben. Individuelle Core-Sets für verschiedene Szenarien lassen sich hier erstellen: https://www.icf-core-sets. org/de/page0.php

Praxis-Tipp:

Wenn Sie sich unsicher sind, ob ein Merkmal auf Sie zutrifft und wie stark der Hilfebedarf in Wirklichkeit ist, beobachten Sie sich über einen gewissen Zeitraum selbst. Führen Sie ein „Ereignistagebuch" und schreiben Sie auf, wenn es zu Problemen oder Gefahrensituationen kommt. So erhalten Sie schnell einen Überblick über den Hilfebedarf.
Wiederholen Sie regelmäßig diese Bedarfsanalyse für sich selbst. Nicht selten kommt es zu Veränderungen in der eigenen Lebenswelt. So kann sich Ihr Umfeld ändern, z. B. der Ehepartner verstirbt oder die zugrunde liegende Erkrankung verschlechtert sich, sodass die vorhandenen Hilfsmittel nicht mehr ausreichen.

Klärung medizinischer Sachverhalte

Fragen Sie Ihren Arzt

Die Bedarfsermittlung und auch die später folgenden Schritte der Hilfsmittelauswahl müssen immer auch unter medizinischen Aspekten erfolgen. Da sich die Hilfebedürftigkeit, Behinderung oder Pflegebedürftigkeit stets aufgrund einer gesundheitlichen bzw. körperlichen Einschränkung ergibt, ist durch den Arzt zu prüfen,

1

- ob die Grunderkrankung adäquat behandelt wurde,
- ob neben der Hilfsmittelversorgung weitere Begleitmaßnahmen (z. B. Physiotherapie oder ein spezielles Training) erforderlich sind,
- welche Auswirkungen die Hilfsmittelnutzung auf die Grunderkrankung bzw. Gesundheit hat.
- Zudem muss zur Sicherung des nächsten Schrittes (Schritt 2: Zielformulierung, siehe dort) auch eine Prognose über den zu erwartenden weiteren Krankheits-/Behinderungsverlauf vorliegen.

Wichtig: Die problembezogene Betrachtung (Selbstanalyse des Hilfebedarfs) muss unbedingt auch medizinisch beleuchtet werden. Reden Sie daher auch mit Ihrem Hausarzt über die Ergebnisse der Bedarfsanalyse. Oft liegt eine behandelbare Krankheit zugrunde. Die jeweiligen Störungen und Behinderungen durch eine Diagnose zu verifizieren und zusätzlich erforderliche Handlungsoptionen darzulegen, stellt stets eine ärztliche Aufgabe dar und kann nicht durch andere Gesundheitsberufe abgedeckt werden.

Beispiel: Hilfsmittel bei einer rheumatischen Erkrankung

Frau K. kann bei ihrem an Rheuma erkrankten Mann aufgrund der Schmerzen und der damit reduzierten Bewegung eine Einschränkung der Muskelaktivität gut erkennen. Allerdings wäre die Versorgung mit einer Gehhilfe nicht ausreichend. Für eine vollständige Erhebung des Muskelstatus und des daraus erwachsenden Hilfsmittelbedarfs muss auf ärztlichen Sachverstand zurückgegriffen werden. Dies ist besonders wichtig, da sich durch gezieltes Training und Medikation die Muskelfunktion nachhaltig – auch im hohen Alter – positiv beeinflussen lässt. Gerade häufig vorkommende Erkrankungen wie Rheuma, Gicht, degenerative oder entzündliche Gelenkerkrankungen (Arthrose bzw. Arthritis) lassen sich nur durch eine umfangreiche, labor- und gerätegestützte Diagnostik ausreichend erkennen und behandeln. Die alleinige Bereitstellung eines Hilfsmittels würde den Krankheitsverlauf nicht ändern, sondern nur vorübergehend für eine Linderung der Folgen der Erkrankung (z. B. nur noch schlecht gehen können) sorgen.

Beispiel: Versorgung mit einer Sehhilfe

Herr M. stellt fest, dass in den letzten Monaten sein ohnehin schlechtes
Sehvermögen weiter stark abgenommen hat. Das Zeitungslesen fällt
nunmehr selbst mit Brille schwer. Es liegt nahe, Herrn M. mit einer ver-
größernden Sehhilfe (z. B. einer Lupe) zu versorgen. Dies wird durch einen
Fern- und Nahsehtest des Augenoptikers bestätigt. Neben der Hilfsmittelversorgung sind aber die Gründe für die Verschlechterung zu hinterfragen.
Da hier u. a. das Auge und insbesondere der Augenhintergrund selbst zu
bewerten sind, muss zwingend eine Untersuchung durch einen Augenarzt
erfolgen, der ggf. zusätzlich erforderliche Therapien oder Diagnostiken
einleiten wird.

Funktionelle Betrachtung

Ein professionell tätiger, erfahrener Hilfsmittelexperte wird die von
Ihnen erhobenen Ergebnisse der Selbstanalyse und die vom Arzt durch-
geführte medizinische Diagnostik durch eine weitere, funktionelle
Betrachtung ergänzen. Dieses, im Fachjargon „Assessment" genannte
Vorgehen, ermittelt auf Basis von nachvollziehbaren, zum Teil auch
standardisierten Tests und Übungen, Merkmale zu den einzelnen Lebensbereichen (z. B. Aufrichten aus dem Bett). Ein wichtiges Instru-
ment zur systematischen Betrachtung durch einen Profi sind die bereits
im letzten Abschnitt erwähnten ICF Core Sets.

Nehmen Sie sich Zeit

Dieses Vorgehen erfordert zwar ausreichend Zeit, die Aktivität ein-
zuschätzen, erlaubt es aber auch, die Alltagssituation zu beobachten
und so möglichen Hilfebedarf sicher zu identifizieren, der bei einer
theoretischen Betrachtung „vom Schreibtisch aus" eventuell vergessen
worden wäre.

Die individuelle Selbsteinschätzung wird zudem gesichert und auch
für andere Personen nachvollziehbar gemacht. Sie ist auch für die
Beantragung von Sach- und Dienstleistungen bei den Kranken- und
Pflegekassen sehr wichtig, denn auf dieser Basis werden auch die Be-

1

gutachtungen des Medizinischen Dienstes (MD) durchgeführt und die Leistungsentscheidungen durch die Kassen getroffen.

> ***Praxis-Tipp:***
>
> *Dokumentieren Sie die Selbstanalyse und insbesondere die funktionelle Betrachtung ausführlich. Begründen Sie, warum ein Hilfsmittelbedarf vorliegt. Sie benötigen diese Unterlagen später bei der Beantragung von Leistungen der Kranken- und Pflegekassen.*

Schritt 2: Zielformulierung – Was will ich erreichen?

Aus Schritt 1 ergibt sich, ob Ihnen eine Aktivität uneingeschränkt, teilweise oder gar nicht möglich ist. In Schritt 2 legen Sie nun fest, ob die Wiederherstellung bzw. Verbesserung in Ihrem individuellen Einzelfall wünschenswert ist und ob die Aktivität vollkommen selbstständig, teilweise selbstständig, unter Anleitung oder nur mit voller Unterstützung (Übernahme) durch andere Personen ausgeübt werden soll.

Bleiben Sie realistisch

Die Versorgungsbemühungen sind dabei so auszurichten, dass ein realistisches und auch sinnvolles Versorgungsziel erreicht wird. Im Idealfall wird eine vollständige Wiederherstellung erreicht, d. h., die Betroffenen sind wie ein gesunder Mensch in der Lage, alle Funktionen und Tätigkeiten auszuüben.

Kann dieses Ziel – wie so oft – nicht erreicht werden und bestehen beeinträchtigende Krankheits- bzw. Behinderungsfolgezustände teilweise fort, sind die Bemühungen so auszurichten, dass nur ein Minimum an Behinderung und Funktionsstörungen verbleibt. Das Ziel muss sich streng an Ihren persönlichen Bedürfnissen und Alltagsanforderungen orientieren.

Was ist Ihnen wichtig – eine Rangfolge festlegen

Legen Sie eine Rangfolge fest, was Ihnen besonders wichtig ist. Wollen Sie „nur" wieder die Fotos der viele hundert Kilometer entfernt lebenden Enkel betrachten können oder doch lieber Ihre Kinder und deren Familien selbst besuchen? Welche Hilfestellung durch andere wollen Sie in Kauf nehmen? Wie abhängig wollen Sie von einem Hilfsmittel sein? Welche Energie haben Sie, Hilfsmittel anzuwenden oder deren Bedienung zu erlernen? Gibt es medizinische Gründe, warum ein Hilfsmittel genutzt oder auch gerade nicht genutzt werden sollte?

1

> **Wichtig:** Konzentrieren Sie sich zunächst auf die wichtigsten Ziele. Diese zu erreichen, erfordert meist viel Energie und Aufwand. Sie können Ihre Zielsetzung später immer noch erweitern.

Bleiben Sie realistisch bei Ihren Zielen. Als Querschnittgelähmter wieder Bergsteigen zu können, mag im Einzelfall – wenn auch nur mit sehr großem Aufwand verbunden – möglich sein, doch ob dies gerade in Ihrem Fall realistisch ist, muss individuell entschieden werden.

Unrealistische Ziele können entdeckt werden, wenn bei der Zielformulierung auch gleichzeitig eine Prognose abgegeben wird. Die Prognose muss unbedingt begründet sein. Fällt die Begründung schwer und kann eigentlich nur über „Umwege" erfolgen, ist das Ziel zu hinterfragen. Zur Prognose gehört auch eine zeitliche Einschätzung, bis wann das Ziel erreicht werden soll.

> **Praxis-Tipp:**
>
> *Berücksichtigen Sie bei der Zielfestlegung Ihre bisherigen Interessen, Tagesabläufe, Vorlieben und Ihr gesamtes Lebensumfeld. Bedenken Sie aber auch, dass sich Interessen und Tagesabläufe je nach Lebensabschnitt ändern können. Ganz besonders müssen Sie berücksichtigen, dass das Hilfsmittel ebenfalls Ihr Leben verändern wird und sich so neue Anforderungen ergeben können.*

Es sollte daher „zukunftssicher" überlegt werden, ob bei einer Verschlechterung oder Verbesserung des Gesundheitszustandes die Hilfsmittelausstattung noch adäquat ist. Dies darf jedoch nicht dazu führen, dass erforderliche Leistungen und Maßnahmen nicht berücksichtigt oder gar verweigert werden, nur weil sie ja „bald" nicht mehr genutzt

1

werden können. Besser wäre es zu überlegen, welche Modifikationen in Zukunft möglich sind oder welche anderen Wege gegangen werden können. Die Erstellung dieser Prognose muss wiederum in enger Absprache mit dem Arzt erfolgen (vgl. auch vorhergehenden Abschnitt zu Schritt 1).

Beispiel: Ziele realistisch und zukunftssicher festlegen

Herr D. hat nach einem Schlaganfall den Wunsch, sich wieder in seiner Wohnung bewegen zu können. Zunächst scheint eine Gehhilfe für die Nutzung im Innenbereich ausreichend und geeignet zu sein. Da aber ein gleichzeitig durchgeführtes Reha-Training die Gehbeeinträchtigung verbessern soll und der Hausarzt es in seiner Prognose für realistisch hält, dass Herr D. in einigen Wochen wieder die Wohnung verlassen kann, wäre zu überlegen, ob das Ziel nicht besser lauten sollte: „Gehen in der Wohnung und Erreichen des näheren Umfelds, wie Garten, Bäcker usw." Durch die falsche Maßnahme (nicht ausreichende Gehhilfe nur für den Innenraum) wäre Herr D. an die Wohnung gebunden, die erreichbare Mobilität eingeschränkt und der Trainingseffekt ginge eventuell wieder verloren.

Praxis-Tipp:

Sofern Sie nicht selbst Nutzer des Hilfsmittels sind, ist die Motivation, die technische Hilfe überhaupt zu nutzen, unbedingt zu hinterfragen. Nicht selten werden Hilfsmittel abgelehnt, weil sie vermeintlich stigmatisieren, d. h. als entstellend angesehen werden, oder aber, weil die Nutzung selbst auch beschwerlich ist oder in der Nutzung zunächst kein Vorteil gesehen wird.

Schritt 3: Sich einen Überblick verschaffen

Wenn Sie Ihre persönliche Rangliste in Schritt 2 erstellt haben, gilt es nun, die dazu erforderlichen Hilfsmittel zu finden. Beschaffen Sie sich zunächst einen Überblick über das Angebot der Hilfsmittel, um dann gezielter nach bestimmten Produkten zu suchen. Letzteres wird in Schritt 4 näher beschrieben.

Schaffen Sie sich einen Überblick – Ausstellungen und Messen

Informationen lohnen

1

Sich einen Überblick zu verschaffen, ist aufgrund der Vielfalt der Produkte nicht ganz einfach. Sehr gut ist es, wenn Sie die Möglichkeit haben, spezielle Ausstellungen und Messen zu besuchen. Hier können Sie Produkte selbst testen, vergleichen und mit Profis, aber auch Anwendern in Kontakt kommen. Zudem erhalten Sie einen guten Überblick über die neuesten Entwicklungen.

> **Praxis-Tipp:**
>
> ▪ *Einen Gesamtüberblick über alle Arten von Hilfsmitteln gibt die (Leit-) Messe Reha-Care in Düsseldorf. Termin: jährlich im Herbst; weitere Infos unter www.rehacare.de.*
>
> ▪ *Spezielle Hilfsmittel bei Sehbehinderung finden Sie auf der Sight-City in Frankfurt/Main. Termin: jährlich im Mai; weitere Infos unter www. sightcity.net.*
>
> ▪ *Hilfsmittel zur Pflege: Altenpflegemesse in Nürnberg bzw. Hannover (jährlicher Wechsel). Termin jährlich im März; weitere Infos unter www. altenpflege-messe.de.*
>
> ▪ *Speziell für Endverbraucher und einen Gesamtüberblick bietend ist die Messe „Miteinander Leben – Messe für Reha, Pflege, Vitalität" in Berlin; Termin: zweijährlich im Frühjahr; weitere Infos unter www.expotecgmbh. de.*
>
> ▪ *Einen Schwerpunkt in Behindertenhilfen bietet die REHAB in Karlsruhe. Termin: zweijährlich im Frühjahr; weitere Infos unter: www.rehab-karlsruhe.de.*

Das Internet – Allwissend aber oft unübersichtlich

Ebenfalls einen kompletten Überblick – aber natürlich ohne die Möglichkeit, Hilfsmittel zu testen – finden Sie im Internet. Allerdings gibt es hier nur sehr wenige Quellen, die einen neutralen und umfassenden Überblick bieten.

1

> *Praxis-Tipp:*
>
> ■ *Die Datenbank Rehadat bietet unter www.rehadat-hilfsmittel.de eine breite Übersicht und viele weitergehende Informationen. Doch Achtung! Nicht immer sind alle Informationen aktuell und es gilt, aus der Unzahl an Daten die richtigen, für Sie zutreffenden Informationen zu finden. Gerade für Anfänger ist das eine verwirrende, aber oftmals lohnende Aufgabe. Durch einen guten und systematischen Aufbau werden auch Laien nach ein wenig Einarbeitung und Übung fündig.*
>
> ■ *Auf www.nullbarriere.de finden Sie umfangreiche Informationen speziell für das behinderungsgerechte Bauen und die Anpassung der Wohnung.*
>
> ■ *Das ebenfalls im Internet abrufbare Hilfsmittelverzeichnis der GKV (https://hilfsmittel.gkv-spitzenverband.de) bietet eine breite Übersicht über ca. 2800 Produktarten und dazugehörige weitere, krankenkassen-spezifische Informationen zu Hilfsmitteln. Auch wenn es sich um ein Verzeichnis der Krankenkassen handelt und auf Basis einer Gesetzes-grundlage erstellt wird, ist das Hilfsmittelverzeichnis unverbindlich und nur eine Empfehlungsliste. Denn auch Produkte, die nicht im Hilfsmittel-verzeichnis enthalten sind, können (und müssen im Einzelfall) durch die Krankenkassen geleistet werden. Leider ist die Bedienung wenig komfortabel und Suchen sind recht umständlich durchzuführen. Gleiche Inhalte mit leichterer Bedienung, dafür aber nicht ganz so aktuell, finden sich auch hier: https://www.rehadat-gkv.de*

Natürlich bieten auch Fachhändler und Hilfsmittelhersteller umfang-reiche Informationen im Internet an. Diese können Ihnen wichtige Hinweise geben, welche Produkte für Ihren konkreten Fall sinnvoll sind und welche Möglichkeiten bestehen. Doch bedenken Sie dabei immer, Ziel dieser Internetauftritte ist stets auch der Verkauf der Produkte und damit die Werbung. Seine Sie skeptisch, insbesondere bei Produkten, die praktisch jedes Problem lösen können und keinerlei Nachteile oder Limitationen aufweisen.

Wichtig: Hinterfragen Sie im Internet gefundene Informationen über Hilfsmittel. Es gibt viele sehr gute, im Alltag sinnvoll einzusetzende

Produkte, aber auch mindestens ebenso viele schlechte und nicht brauchbare Entwicklungen. Vergleichen Sie die Aussagen der Anbieter genau und möglichst auch auf Basis verschiedener Quellen.

1

Immer wieder finden sich im Internet Angebote von privaten Hilfsmittelberatungen. Diese unterstützen bei der Bedarfsanalyse und Auswahl von Hilfsmitteln. Prüfen Sie aber vorab, ob diese Beratungen wirklich unabhängig arbeiten und einen neutralen Überblick bieten, wie sich die Berater finanzieren und ob eine Fachausbildung vorliegt.

> **Praxis-Tipp:**
>
> *Hilfsmittelberater, Rehaberater, Rehatechniker, usw. sind keine geschützten Bezeichnungen oder Ausbildungen. Jeder darf sich so nennen und seine Leistungen anbieten. Auch die Ausweisung als Medizinprodukteberater stellt in der Regel keine besondere Qualifikation dar. Prüfen Sie daher stets vor einer Beratung die Qualität der angebotenen Leistungen. Akzeptieren Sie nur Angebote von Beratern mit einer anerkannten Fachausbildung oder mindestens spezieller Weiterbildung. Lassen Sie sich entsprechende Zertifikate und auch Empfehlungen zeigen. Zusätzlich sollten Sie darauf bestehen, dass die Berater als Case Manager gemäß DGCC anerkannt sind. Weitere Informationen finden Sie unter www.dgcc.de .*

Informationen vor Ort – der Fachhandel

Lassen Sie sich beraten

Eine Möglichkeit ist es natürlich auch, Hilfsmittel im speziellen Fachhandel, d. h. bei den sogenannten Hilfsmittel-Leistungserbringern auszuwählen und sich dort vorab beraten zu lassen. Doch wird die Beratungsqualität, wie immer im Handel, sehr unterschiedlich sein und auch das Produktsortiment wird differenziert sein. Alle Produkte und Produktarten vorrätig zu haben bzw. zu kennen, ist praktisch unmöglich. Ein Vorteil ist jedoch, dass Sie eine persönliche Beratung erhalten und die Produkte vor Ort testen können. Auch hier gilt: Hinterfragen Sie nicht nur die Produktqualität der angebotenen Hilfsmittel, sondern auch die Qualität der Beratung.

1

Wichtig: Vergleichen Sie stets mehrere Produkte. Auch vermeintlich gleiche Produkte haben oft sehr unterschiedliche Eigenschaften, die sich erst bei einem direkten Vergleich zeigen.

Behalten Sie den Überblick

Nehmen Sie zum Beratungsgespräch Ihre Ergebnisse und Überlegungen aus Schritt 1 und 2 mit. Ein guter Leistungserbringer und Hilfsmittelberater wird diese Daten nutzen und bei seinen Versorgungsempfehlungen berücksichtigen.

Je nach Hilfsmittelart gibt es unterschiedliche Händler und selbst Discounter und Supermärkte haben oft Hilfsmittel im Angebot. Doch wenn Sie nicht genau wissen, was Sie brauchen und worauf Sie achten müssen, sollten Sie immer im spezialisierten Fachhandel Ihre Hilfsmittel kaufen.

Hilfsmittel-Leistungserbringer

- **Orthopädische Hilfsmittel** wie Prothesen, Orthesen, Bandagen und ähnliche Produkte (u. a. auch in Maßanfertigung) werden von speziellen Orthopädietechnikern vertrieben. Die sogenannten Sanitätshäuser sind in der Regel in Handwerksinnungen organisiert. Hier können Sie nach speziellen Unternehmen in Ihrer Nähe suchen: https://biv-ot. org/ueber_uns/mitglieder/sanitaetshausdatenbank/index_ger.html
- **Schuhorthopädische Hilfsmittel** wie Einlagen, orthopädische Schuhe, Schuhe für Diabetiker oder auch Kompressionsstrümpfe müssen sehr häufig nach Maß gefertigt werden. Spezialisten hierfür sind die ebenfalls in Landesinnungen organisierten Orthopädieschuhmacher. Leider gibt es keine zentrale Datenbank der Orthopädieschuhmacher. Suchen Sie im Internet nach der jeweiligen Landesinnung für Ihr Bundesland. Hier finden Sie i. d. R auch ein Mitgliederverzeichnis.
- **Hörhilfen**, d. h. Hörgeräte, aber auch Signalmelder (etwa Blitzlampen für die Hausklingel) finden Sie beim Hörgeräteakustiker. Zwar sind diese ebenfalls in Innungen organisiert, doch findet sich auch hier keine zentrale Suchmöglichkeit der Handwerker selbst. Über www. akustiker-verzeichnis.de und www.der-hoerakustiker.de finden Sie

die meisten Fachbetriebe. Letztere Website bietet auch weitere Beratungsleistungen und Informationsmöglichkeiten.

1

- **Sehhilfen** wie Brillen und Kontaktlinsen erhalten Sie bei Augenoptikern. Eine Übersicht der Handwerksbetriebe bietet die Website www.zva.de unter Service. Spezielle Sehhilfen, sogenannte vergrößernde Sehhilfen, wie Lupen, Fernrohrsysteme oder elektronische Lesegeräte suchen Sie bei herkömmlichen Optikern aber oftmals vergebens. Eine Auswahl spezialisierter Händler ist im Low-Vision-Kreis zusammengeschlossen: www.low-vision-kreis.de. Hinsichtlich elektronischer Seh- und Blindenhilfen (Vorlesegeräte) sind aber auch die Hersteller und Vertriebsfirmen selbst anzusprechen.

- Für **behinderungsausgleichende Hilfsmittel, Pflegehilfsmittel und medizintechnische Produkte** gibt es keine klassische Leistungserbringerstruktur. Die Produkte werden von unterschiedlichsten Unternehmern wie dem klassischen Sanitätshaus, Apotheken, Senioren- oder Gesundheitsläden, Herstellern im Eigenvertrieb oder auch dem Versandhandel und dem Internet abgegeben. Dementsprechend schwer ist es, einen Fachhändler zu finden.

Wichtig: Beabsichtigen Sie, Ihre Hilfsmittel oder Pflegehilfsmittel über die Kranken- oder Pflegekasse zu finanzieren, haben Sie gegebenenfalls eine eingeschränkte Möglichkeit der Auswahl von Fachhändlern. Nähere Informationen finden Sie in diesem Buch in den Abschnitten zum Leistungsrecht.

Selbsthilfegruppen: Nutzen Sie die Erfahrungen und das Fachwissen anderer

Selbsthilfegruppen sind selbstorganisierte Zusammenschlüsse von Menschen, die ein gleiches Problem, etwa der Umgang mit Behinderungen, Pflegebedürftigkeit und chronischen oder seltenen Krankheiten haben und gemeinsam etwas dagegen unternehmen möchten. Selbsthilfegruppen dienen im Wesentlichen dem Informations- und Erfahrungsaustausch von Betroffenen und Angehörigen, der praktischen Lebenshilfe sowie der gegenseitigen emotionalen Unterstützung und

1

Motivation. Aber auch die politische Interessenvertretung oder die Unterstützung bei Leistungsanträgen auf Hilfsmittelversorgung wird oft praktiziert.

Hilfe zur Selbsthilfe

Die Zahl der Selbsthilfegruppen in Deutschland wird auf einige zehntausend bis hunderttausend geschätzt. Praktisch für jedes Problem gibt es eine Selbsthilfegruppe. Da meist alle relevanten Gruppen in übergeordneten Verbänden und Arbeitsgemeinschaften organisiert sind, können Sie über die Dachorganisationen die jeweils relevante Vereinigung und den zuständigen Ansprechpartner vor Ort finden.

Allein in der Bundesarbeitsgemeinschaft Selbsthilfe von Menschen mit Behinderung und chronischer Erkrankung und ihren Angehörigen e.V. (kurz BAG Selbsthilfe, Eigenschreibweise BAG SELBSTHILFE) finden sich derzeit 120 Bundesverbände, zwölf Landesarbeitsgemeinschaften und sieben Fachverbände zu den verschiedensten Gesundheitsthemen. Die BAG Selbsthilfe richtet sich mit ihrer Arbeit an Menschen mit Behinderungen und Krankheiten, an pflegebedürftige und von Pflegebedürftigkeit bedrohte Menschen, ihre Angehörigen, Selbsthilfeorganisationen sowie Fachleute, die mit dem Thema Behinderung, Gesundheit, Pflege und Pflegebedürftigkeit befasst sind.

> **Praxis-Tipp:**
>
> *Auf der Webpräsentation der BAG Selbsthilfe finden Sie unter www.bag-selbsthilfe.de umfangreiche Informationen, Linksammlungen, Materialien und auch eine Auflistung von Mitgliedsorganisationen. Über Letztere gelangen Sie zunächst zu relevanten Organisationen und dort wiederum zu den Gruppen und Verbänden vor Ort.*

Eine weitere Einrichtung ist die Nationale Kontakt- und Informationsstelle zur Anregung und Unterstützung von Selbsthilfegruppen, kurz NAKOS. Sie leistet generelle Aufklärungsarbeit über Möglichkeiten der Selbsthilfe für Betroffene und Angehörige. Dafür werden themenübergreifend Informationen über Möglichkeiten und Nutzen von Selbst-

hilfegruppen (Aufklärungsbroschüren, Informationsblätter, Arbeits-
hilfen, Plakate) entwickelt und publiziert.

1

> *Praxis-Tipp:*
>
> *Mit dem Internetangebot der NAKOS unter www.nakos.de werden Ihnen*
> *Informationen rund um das Thema gemeinschaftliche Selbsthilfe geboten.*
> *Von der Gründung und Arbeitsweise der Selbsthilfegruppen über Angebote*
> *örtlicher Selbsthilfekontaktstellen, an die Sie sich jederzeit und kostenfrei*
> *mit Ihren Fragen zur Selbsthilfe wenden können, bis hin zur finanziellen För-*
> *derung und zu Terminen mit Selbsthilfebezug. Sie finden dort auch Adressen*
> *von Ansprechpartnern sowohl in der Selbsthilfe als auch bei örtlichen Selbst-*
> *hilfekontaktstellen, um andere Betroffene und Selbsthilfegruppen zu finden*
> *und sich mit ihnen auszutauschen. In der Rubrik Materialien bietet die NAKOS*
> *eine Übersicht zu Informations- und Aufklärungsmaterialen sowie Broschüren,*
> *die Sie downloaden oder gegen die Übernahme von Versandkosten bestellen*
> *können.*

Keine reine Selbsthilfeorganisation stellt der internationale Verein
rehaKIND dar. Dieser Verein besteht aus unterschiedlichsten Mitglie-
dern (Hilfsmittelhersteller und -fachhändler, Verlage, Rechtsanwalts-
kanzleien, Kliniken und Einzelpersonen), Beiräten (u. a. Wissenschaft,
Kostenträger, Betroffene und Eltern) und kooperierenden Verbänden
(u. a. Selbsthilfe, Industrie, Handel, Handwerk, Berufsverbände) und
ist damit interdisziplinär ausgerichtet. Der Verein setzt sich für die
speziellen Bedürfnisse von Kindern und Jugendlichen mit Handicap
(Behinderung) ein, bietet Infomaterialien, Veranstaltungen, Hilfe-
stellungen und Diskussionsforen. Weitere Informationen finden Sie
unter www.rehakind.de.

Schritt 4: Konkrete Auswahl von Hilfsmitteln

Nach Bedarfsanalyse (Schritt 1) und Zielformulierung (Schritt 2) nutzen Sie nun die in Schritt 3 gefundenen Informationen dazu, eine
konkrete Anforderungsliste aufzustellen. Was muss das Hilfsmittel in
Ihrem konkreten Fall leisten, d. h. welche Funktionen muss es haben,
um die Ziele zu erreichen?

Auswahlkriterien für Hilfsmittel

1

Schreiben Sie gesondert auf, welche Funktionen zwingend benötigt werden und welche Funktionen zwar erstrebenswert (gut, schön, komfortabel), aber nicht zwingend erforderlich wären. Aufgrund Ihrer in Schritt 3 gesammelten Vorinformationen haben Sie sicherlich schon konkrete Vorstellungen, was möglich ist. Eventuell können Sie daher auch schon Funktionen benennen, die Sie definitiv nicht benötigen werden.

Hier sind Sie gefragt

Diese Anforderungsliste vergleichen Sie mit den gemäß Schritt 3 geprüften Werbe- und Wirkversprechen der Hersteller und Anbieter, um so eine möglichst gute Passung erzielen zu können. Gehen Sie systematisch vor.

1. Zweckbestimmung des Herstellers
   Was gibt der Hersteller in der Werbung und in der Gebrauchsanweisung als Zweck an? Sie finden diese Angaben meist unter den Überschriften „Zweckbestimmung" oder „Bestimmungsgemäßer Gebrauch". Welche Funktionen hat das Produkt? Brauchen Sie diese wirklich alle? Fehlt eine wesentliche Funktion? Können Sie mit den Funktionen Ihre Behinderung vollständig oder nur teilweise ausgleichen?

   Wichtig: Verwenden Sie ein Produkt niemals anders, als vom Hersteller vorgesehen. Sie könnten sich oder andere gegebenenfalls erheblich gefährden oder aber das Produkt könnte nicht wie vorgesehen wirken bzw. funktionieren. Sollten Sie das Produkt für andere Personen verwenden und dabei die Zweckbestimmung missachten, haften Sie für Schäden. Zudem machen Sie sich eventuell strafbar.

2. Grad der Unterstützung
   Benötigen Sie trotz des Hilfsmittels weiter Hilfe durch andere Personen? Können Sie das Hilfsmittel komplett allein nutzen? Benötigen Sie weitere Hilfsmittel und technische Produkte oder gar Ver-

änderungen an Ihrer Wohnung, z. B. eine Rampe für den Rollstuhl oder einen Telefonanschluss für die Kommunikationshilfe?

3. Bedienbarkeit

   Prüfen Sie, ob Sie das Produkt auch wirklich bedienen können. Haben Sie ausreichend Kraft, Feingefühl, Fingerfertigkeit, Reaktionsvermögen und reicht Ihr Wahrnehmungsvermögen (Sehen, Hören, Fühlen) aus? Verstehen Sie alle Funktionen des Hilfsmittels? Testen und vergleichen Sie die in die engere Wahl kommenden Produkte ausgiebig, wenn möglich nicht nur im Ladengeschäft, sondern auch in Ihrem persönlichen Umfeld (Wohnung) oder etwa eine Gehhilfe auch im Freien. Berücksichtigen Sie stets die spätere Alltagssituation!

4. Einweisungen und Schulungen

   Benötigen Sie für eine sichere und funktionsgerechte Nutzung spezielle Einweisungen und Schulungen? Wie aufwändig sind diese? Gibt es bei komplizierten Produkten Möglichkeiten der Nachschulung und Nachbetreuung?

5. Ergonomie

   In engem Zusammenhang mit der Bedienbarkeit steht auch die Ergonomie. Ist z. B. die Beschriftung gut lesbar und in deutscher Sprache und sind Bedienelemente gut erreichbar? Ist die Bedienung logisch und einfach?

6. Anpassung

   Muss das Produkt zunächst speziell für Sie angepasst werden? Sind spätere Anpassungen möglich, etwa wenn sich Ihr Zustand verschlechtert?

7. Mitnahme

   Können Sie das Produkt stets mit sich führen, wenn Sie es brauchen? Benötigen Sie es bei der Mobilität? Ist das Produkt transportierbar? Können Sie das Produkt bei einem Umzug mitnehmen? Wenn das Produkt elektrisch betrieben wird, ist zu überlegen, wie die Energieversorgung sichergestellt wird.

1

8. Design und Aussehen

   Wie ist das Design des Produktes? Wird es durch Ihr Umfeld (Familie, Freunde, Bekannte, Nachbarn usw.) akzeptiert oder hat es ein stigmatisierendes (entstellendes) Aussehen?

9. Folgekosten

   Entstehen bei der Nutzung des Hilfsmittels Folgekosten, etwa durch Stromverbrauch, Batterien oder Verbrauchsmaterialien, die immer wieder neu angeschafft werden müssen? Sind Wartungen und Kontrollen zum Funktionserhalt oder aus Sicherheitsgründen erforderlich bzw. sogar vorgeschrieben?

10. Einsatzdauer

    Wie lange kann das Produkt genutzt werden? Gibt es Begrenzungen durch den Hersteller? Ist das Produkt nur eingeschränkt (z. B. einmalig) verwendbar und wie oft muss es ersetzt werden? Müssen Teile regelmäßig getauscht werden? Gibt es besonderen Verschleiß?

11. Materialeigenschaften

    Ist das Material langlebig, robust und resistent gegen Reinigung und Desinfektion oder gegen Umwelteinflüsse, z. B. Regenwasser beim Einsatz im Freien? Ist das verwendete Material mit Haut- und Körperkontakt biokompatibel, d. h. frei von Giftstoffen und krebs- oder allergieauslösenden Stoffen?

12. Technische Eigenschaften

    Wie groß und schwer ist das Produkt? Können Sie es heben, passt es durch die Wohnungstür? Können Sie das Hilfsmittel in Ihr Auto verladen? Lassen sich Verbrauchsmaterialien in ausreichender Menge lagern? Haben Sie genügend Bewegungsfläche, etwa bei Rollstühlen? Wo stellen Sie das Hilfsmittel bei Nichtgebrauch ab? Können adaptierte (angepasste) Gebrauchsgegenstände, etwa eine erhöhte Toilette, auch noch von anderen Familienmitgliedern genutzt werden?

Schritt 5: Die Hilfsmittelabgabe

Wie auch der Auswahlprozess für Hilfsmittel gestaltet sich die Abgabe ebenfalls individuell. Je nach Produkt und Anwender sind verschiedene Dienstleistungen erforderlich.

Anpassung

Viele Hilfsmittel funktionieren nur korrekt und sicher, wenn sie an die persönlichen Anforderungen des Nutzers angepasst sind, z. B. auf die korrekte Körpergröße eingestellt oder an das Gewicht angepasst sind. Diese Anpassung muss noch vor der ersten Nutzung vom Fachhändler erfolgen. Lassen Sie sich erklären, ob Sie ggf. selbst auch noch Anpassungen vornehmen können oder müssen. Nicht angepasste Hilfsmittel haben oft nur eingeschränkte oder auch keine Funktion, können sogar schaden bzw. ein Gefährdungspotential darstellen, anstatt zu helfen.

Bringen Sie Geduld mit

Der Anpassungsprozess kann sich auch über längere Zeiträume hinziehen. So ist z. B. die Hörgeräteanpassung meist ein Vorgang, der sich über mehrere Monate erstreckt, da immer wieder Erprobungs- und Testphasen abzuwarten sind. Lassen Sie sich nicht entmutigen, wenn der Anpassungsprozess länger als erwartet bzw. erhofft dauert.

> **Wichtig:** Lassen Sie erforderliche Anpassungen immer von Anfang an durchführen. Es ist auch regelmäßig zu prüfen, ob weitere Anpassungen erforderlich sind, insbesondere, wenn sich Änderungen im Krankheitsverlauf ergeben.

Einweisung, Schulung, Ausbildung im Gebrauch

Einweisungen und Schulungen am Hilfsmittel sind wichtig. Ohne ausreichende Erläuterung kann ein Hilfsmittel oft nicht sachgerecht genutzt werden. Das häufig praktizierte „Learning by doing" (Lernen durch Anwendung) hat nicht selten zur Folge, dass falsche Handlungsweisen verinnerlicht werden und so die möglichen Unterstützungs-

1

potentiale der Hilfsmittel nicht vollständig genutzt werden. Auch die Einweisung und Schulung sollte unmittelbar bei der Hilfsmittelabgabe erfolgen. Bei sehr komplexen Produkten oder wenn für weitere Funktionen erst eine gewisse Übung und Praxis vorliegen muss, sollten weitere Schulungen (Nachschulungen) von Beginn an vereinbart werden.

> **Wichtig:** Die Ausbildung im Gebrauch bezieht sich auf den behinderten Menschen selbst sowie auf Personen, ohne deren Hilfe das Produkt nicht sachgerecht genutzt werden könnte, z. B. Pflegekräfte oder bei behinderten Kindern die Eltern.

Betreuung während der Nutzung

Während der Nutzungsphase des Hilfsmittels verändert sich gegebenenfalls das Umfeld. So kann etwa ein Umzug erfordern, dass die Nutzung von Hilfsmitteln in einer neuen Umgebung nochmals geübt werden muss. Aber auch schleichende und damit meist nur spät zu erkennende Veränderungen, z. B. langsame Verschlechterung des Gesundheitszustandes, können Anpassungen, Schulungen usw. erfordern. Einige Leistungserbringer bieten daher Kontrollerhebungen und -gespräche an, um Fehlentwicklungen möglichst frühzeitig festzustellen.

> **Wichtig:** Beobachten Sie sich genau. Stellen Sie Unsicherheiten oder Veränderungen bei der Hilfsmittenutzung fest oder werden Sie von anderen Personen darauf aufmerksam gemacht, nehmen Sie Kontakt mit Ihrem Hilfsmittellieferanten auf. Gegebenenfalls sind Anpassungen erforderlich.

Bleiben Sie aufmerksam

Die Betreuung während der Nutzung umfasst auch die Überprüfung der Zielerreichung. Jedes Hilfsmittel benötigt eine gewisse „Einarbeitungszeit", die wenige Stunden oder auch mehrere Tage oder Wochen dauern kann. Dies hängt stark von den Umständen des Einzelfalls ab.

Im Idealfall stellt sich nach einiger Zeit ein voller Erfolg ein, d. h. die Versorgung ist erfolgreich und die Behinderung wird mit dem Hilfsmittel weitestgehend ausgeglichen. Wird dieser Erfolg nach einer angemessenen Zeit nicht erreicht, stellt sich die Frage, ob gegebenenfalls Änderungen der Versorgung und Anpassungen vorzunehmen sind. Auch dabei sollte unbedingt wieder der Hilfsmittellieferant eingebunden werden.

1

> **Praxis-Tipp:**
>
> *Kaufen Sie keine Hilfsmittel im Internet oder ohne Beratung, wenn Sie nicht exakt wissen, was Sie benötigen. Sie haben dann keine Möglichkeit des Austestens. Weiter werden Schulungen sowie Betreuungsleistungen – wenn überhaupt – nur eingeschränkt möglich sein. Wenden Sie sich daher stets an den einschlägigen Fachhandel vor Ort.*

Schritt 6: Finanzierung von Hilfsmitteln

Aufgrund der Vielfalt der möglichen Hilfsmittel reichen die Preise der Produkte von wenigen Cent bis zu sechsstelligen Euro-Beträgen. Zudem werden die Hilfsmittel oft ein Leben lang benötigt, verschleißen und müssen ersetzt werden, oder es handelt sich gleich um Einmalprodukte zum Verbrauch. So können im Laufe einer Hilfsmittelkarriere beträchtliche Kosten entstehen, die, je nach Versicherungssituation, mehr oder weniger vollständig übernommen werden.

Grundsätzlich ist zunächst zwischen privat und gesetzlich Krankenversicherten zu unterscheiden. Für beide Personenkreise gelten gänzlich unterschiedliche rechtliche Vorgaben, die in diesem Buch jeweils in einem eigenen Abschnitt dargestellt werden.

Wichtig: Werden Hilfsmittel zur Erleichterung der Pflege benötigt – sogenannte Pflegehilfsmittel – gelten nochmals gesonderte Vorschriften.

2.

Hilfsmittel in der Privaten Krankenversicherung (PKV)

Eigenanteile sind häufig erforderlich 42

Hilfsmittelkataloge – Informieren Sie sich vor
Vertragsabschluss 43

Besonderheit Brillen und Kontaktlinsen 45

Wie erhalten Sie die Leistungen der PKV? 45

Eigenanteile sind häufig erforderlich

Die meisten Menschen gehen davon aus, dass die Leistungen einer privaten Krankenkasse immer besser sind als die der Gesetzlichen Krankenversicherung (GKV). Gerade im Hilfsmittelbereich stimmt dies aber nicht immer und ist sehr vom individuellen Fall abhängig.

Die Kostenerstattung für Hilfsmittel der Privaten Krankenversicherung ergibt sich nämlich nicht aus gesetzlichen Regelungen, sondern aus den allgemeinen Versicherungsbedingungen und Bestimmungen des jeweiligen Tarifs, d. h. des Vertrags, den Sie abgeschlossen haben.

Werden Hilfsmittel beansprucht, die nicht durch den jeweiligen Vertrag gedeckt sind, muss der Versicherte selbst für die entstandenen Kosten aufkommen. Das ist oft der Fall, wenn die Produkte nicht als medizinisch notwendig gelten bzw. der positive Einfluss auf die Heilung oder der Behinderungsausgleich nicht nachgewiesen ist. In diesen Fällen bleibt dann nur der Kulanzweg. Für die private Krankenversicherung gibt es keine spezielle gesetzliche Regelung der Hilfsmittel bzw. zu deren Kostenersatz. Die Musterbedingungen 2009 für die Krankheitskosten- und Krankenhaustagegeldversicherung (MB/KK 2009) führen lediglich aus, dass Hilfsmittel ärztlich verordnet werden müssen. Eine Definition, was Hilfsmittel aus Sicht der PKV überhaupt sind, wird nicht geliefert.

In den im Einzelfall zusätzlich geltenden gesonderten vertraglichen Bedingungen der Versicherer sind Hilfsmittel häufig definiert als technische Mittel oder Körperersatzstücke (kein Zahnersatz), die Behinderungen, Krankheits- oder Unfallfolgen mildern oder ausgleichen sollen. Ausgenommen sind dabei aber regelhaft auch sogenannte Heilapparate und sonstige sanitäre oder medizinisch-technische Bedarfsartikel.

> *Praxis-Tipp:*
>
> *Wenden Sie sich vor der Anschaffung eines Hilfsmittels immer erst an Ihren Versicherer und informieren Sie sich über Möglichkeiten und Rahmenbedingungen der Kostenerstattung. Fragen Sie im Ablehnungsfall immer nach Kulanzregelungen, so können Sie gegebenenfalls noch einen Teil der Kosten*

> *erstattet bekommen. Problematisch ist bei Kulanzregelungen jedoch, dass*
> *diese jederzeit widerrufen werden können.*

Die sogenannten Basis-Tarife orientieren sich an den Bedingungen der **2**
GKV. Dabei wird auch meist auf das – sehr umfangreiche – Hilfsmittelverzeichnis der Gesetzlichen Krankenversicherung zurückgegriffen.
Alternativ gibt es bei der Privaten Krankenversicherung auch Tarife,
die mit eigenen Hilfsmittelkatalogen angeboten werden.

Aber selbst wenn ein Versicherer eigene Hilfsmittelkataloge vorsieht,
können im Vertrag Einschränkungen für die Kostenerstattung von
Hilfsmitteln vorhanden sein, wie z. B. die vorherige schriftliche Leis-
tungszusage des Versicherers oder das Erfordernis einer ärztlichen
Verordnung. Ebenso kann der Versicherer einen konkreten Leistungserbringer oder bestimmte Produkte im Vertrag vorsehen. Auch die
Übernahme von Betriebs- und Unterhaltskosten sowie eines Hilfsmittels mit (vermeintlich) geringem medizinischen Nutzen kann ausgeschlossen werden. Maximalbeträge für Hilfsmittel oder ein Verweis
auf Leihkosten des Hilfsmittels anstatt der Erstattung des Kaufpreises
sind nicht selten. In diesem Zusammenhang ist es wichtig, zwischen
sogenannten „offenen" und „geschlossenen" Hilfsmittelkatalogen zu
unterscheiden.

> **Praxis-Tipp:**
>
> *Seien Sie vorsichtig bei Tarifen ohne Hilfsmittelkatalog. Sie bieten zwar güns-*
> *tige Prämien, dafür aber allgemein keine oder eine nur sehr eingeschränkte*
> *Erstattung für Hilfsmittel. Werden ganze Hilfsmittelgruppen oder gar alle*
> *Hilfsmittel ausgeschlossen, bedeutet das unter Umständen ein sehr hohes*
> *Kostenrisiko.*

Hilfsmittelkataloge – Informieren Sie sich vor Vertragsabschluss

Geschlossene Hilfsmittelkataloge

Der geschlossene Hilfsmittelkatalog zeichnet sich dadurch aus, dass
er eine abschließende Aufzählung von Hilfsmitteln enthält. Werden

2

Hilfsmittel benötigt, die nicht in diesem Katalog aufgeführt sind, muss die PKV diese nicht bezahlen, auch wenn sie nachweislich – etwa durch ärztliche Verordnung – medizinisch notwendig sind. Hierzu gibt es höchstrichterliche Rechtsprechung des BGH (Bundesgerichtshof). Die Versicherungsgesellschaften halten geschlossene Hilfsmittelkataloge bereit, aus denen die jeweiligen Beschränkungen entnommen werden können.

> **Wichtig:** Meist enthalten die Kataloge auch Preisgrenzen, bis zu denen eine Erstattung grundsätzlich möglich ist. Auch werden die Zeitintervalle der Erstattung geregelt. Da sich die Regelungen zwischen den verschiedenen Versicherungen und Tarifen erheblich unterscheiden können, ist es wichtig, dass Sie vor einem Vertragsabschluss genau vergleichen.

Offene Hilfsmittelkataloge

Offene Verzeichnisse oder Kataloge mit Erstattungen für alle medizinisch erforderlichen Hilfsmittel, etwa zur Heilung von Krankheiten oder zur Linderung von Beschwerden, sind in der Regel nur in sehr teuren Tarifen oder nur für bestimmte Hilfsmittelgruppen vorhanden. Bei einem offenen Hilfsmittelkatalog ist die Aufzählung der Hilfsmittel nur beispielhaft und kennzeichnet sich häufig dadurch, dass Wörter wie „z. B." oder „usw." verwendet werden. Ein weiterer Vorteil eines offenen Hilfsmittelkatalogs besteht darin, dass auch die Kosten für neu entwickelte, zum Zeitpunkt des Vertragsabschlusses noch nicht bekannte Hilfsmittel erstattet werden. Offene Hilfsmittelkataloge bedeuten in den meisten Fällen aber auch höhere Versicherungsprämien.

> *Praxis-Tipp:*
>
> *Achten Sie auch in Tarifen mit offenen Hilfsmittelkatalogen auf Beschränkungen, beispielsweise, dass Hörgeräte nur alle fünf Jahre erstattet werden. Auch werden immer wieder Formulierungen wie*
> - *Erstattung in Standardausführung*
> - *Erstattung in Basisausführung*

■ Erstattung in einfacher Ausführung
■ Erstattung in angemessener Ausführung
verwendet, welche den Leistungsumfang ebenfalls erheblich einschränken können und den Vorteil eines offenen Katalogs gegebenenfalls zunichtemachen können.

Besonderheit Brillen und Kontaktlinsen

Fast alle Tarife der Krankheitskostenvollversicherung bieten mehr oder wenige gute Kostenerstattungen für Brillen und Kontaktlinsen. Das ist von den jeweiligen individuellen Vereinbarungen abhängig. Wer auf Sehhilfen angewiesen ist, sollte daher die Leistungen der Versicherer genau vergleichen. Manche Versicherer verringern auch die Versorgungsintervalle, wenn bestimmte Bedingungen eintreten, etwa eine starke Änderung der Sehstärke.

Wichtig: In den Basistarifen werden Brillen und Kontaktlinsen in der Regel nur übernommen, wenn eine in den Hilfsmittel-Richtlinien der Gesetzlichen Krankenversicherung festgelegte Indikation vorliegt.

Wie erhalten Sie die Leistungen der PKV?

Hilfsmittel werden von der Privaten Krankenversicherung (PKV) im Rahmen der Kostenerstattung geleistet, d. h., der Patient bezahlt die Leistungen selbst und reicht die Rechnungen zugleich oder später zur Erstattung beim Versicherer ein.

Vorher Informieren

Klären Sie daher zunächst mit Ihrer Kasse, welche grundsätzlichen Leistungsvoraussetzungen vorliegen müssen. Fragen Sie möglichst konkret nach. Am besten, Sie legen bereits bei der ersten Kontaktaufnahme eine ärztliche Verordnung und auch einen Kostenvoranschlag vor. Nur dann können Sie auch eine verbindliche Aussage erhalten. Erfragen Sie alle wesentlichen Vertragspunkte.

Vorab mit der PKV zu klärende Fragen

- Ist das benötigte Hilfsmittel überhaupt im Leistungskatalog enthalten? Gibt es eine Kulanzregelung?
- Wird die Leistung voll oder nur teilweise übernommen, gibt es Zuzahlungsregelungen?
- Wer trägt die Kosten für Sonderwünsche und nicht ärztlich verordnete Zusätze?
- Wer trägt die Kosten für erforderliches Zubehör?
- Wird das Hilfsmittel nur geliehen oder geht es in Ihr Eigentum über?
- Wer bezahlt Auslieferung, Aufbau, Anpassung, Einweisung und Schulung?
- Wer trägt Folgekosten für Verbrauchsmaterialien, Energie, Reinigung, Wartung und Kontrollen?
- Wer trägt im Schadensfall die Reparatur- und Ersatzkosten?
- Wann kann ein neues Hilfsmittel angeschafft werden? Muss dann ein neuer Antrag gestellt werden?
- Welche Unterlagen müssen Sie vorlegen (z. B. ärztliche Verordnung, Rechnung, Kostenvoranschlag)?
- Wer darf das Hilfsmittel liefern? Gibt es Einschränkungen und Vorgaben bei der Auswahl?
- Müssen Sie in Vorleistung gehen oder können Sie die Rechnungen direkt bei der Krankenversicherung vorlegen?

Erst wenn diese Punkte geklärt sind, sollten Sie den Auftrag zur Hilfsmittelversorgung herausgeben. Bedenken Sie, dass es bei der PKV keine Widerspruchsmöglichkeit gibt. Wird Ihr Antrag abgelehnt, können Sie allenfalls Kulanzanträge stellen oder es bleibt nur der Weg der Klage. Geklagt wird gegen eine PKV nach Zivilrecht. Bei Klagen gegen einen privaten Krankenversicherer drohen daher in Abhängigkeit vom Streitwert möglicherweise deutlich höhere Gerichtsgebühren und Anwaltshonorare als bei Klagen gegen eine Gesetzliche Krankenkasse.

3.

Hilfsmittel und Pflegehilfsmittel bei gesetzlich Versicherten

Es gilt immer der Einzelfall.. 48

Grundsätzlicher Leistungsanspruch – Die Rahmenbedingungen 49

Das Wirtschaftlichkeitsgebot 66

Die Hilfsmittelverordnung... 77

Es gilt immer der Einzelfall

Im Gegensatz zu privat versicherten Personen haben Versicherte der Gesetzlichen Krankenversicherung (GKV) einen im Fünften und Neunten Sozialgesetzbuch (SGB V, SGB IX) verbindlich definierten Anspruch auf Versorgung mit Hilfsmitteln. Weiterhin haben die Versicherten Anspruch auf Pflegehilfsmittel der sozialen Pflegeversicherung; die rechtlichen Regelungen dazu finden sich im Elften Sozialgesetzbuch (SGB XI).

Es gibt aber weder für Hilfsmittel noch für Pflegehilfsmittel einen verbindlichen Hilfsmittelkatalog oder starre Vorgaben, welche Hilfsmittel zu leisten sind. Die rechtlichen Grundlagen für die Hilfsmittelversorgung sind sehr komplex, und es müssen im Einzelfall viele Besonderheiten beachtet werden.

> **Praxis-Tipp:**
>
> *Das Hilfsmittelverzeichnis der GKV ist nicht abschließend und darf nicht dazu dienen, den Leistungsanspruch der Versicherten einzuschränken. Auch Hilfsmittel, die nicht im Hilfsmittelverzeichnis enthalten sind, können somit eine Leistungspflicht auslösen.*

Wichtig: Im Folgenden werden zunächst die rechtlichen Entscheidungsgrundlagen und Zusammenhänge erläutert. Die einzelnen Prüfschritte sind anschließend in einer Checkliste zusammengefasst. Diese Liste kann als Formulierungshilfe für den in jedem Fall individuell zu erstellenden Antrag auf Hilfsmittelversorgung bei Ihrer Krankenkasse dienen (vgl. Kapitel 4).

> **Praxis-Tipp:**
>
> *Selbst für Hilfsmittelprofis ist es – gerade bei seltenen Hilfsmitteln – schwer einzuschätzen, welche leistungsrechtlichen Vorgaben gelten, da jeder Fall individuell zu betrachten ist. Liefern Sie daher zu Ihrem Antrag möglichst von Anfang an alle erforderlichen Informationen.*

Grundsätzlicher Leistungsanspruch – Die Rahmenbedingungen

Der Anspruch auf Hilfsmittelversorgung leitet sich aus der Aufgabe der Krankenversicherung ab, die Gesundheit der Versicherten zu erhalten, wiederherzustellen oder ihren Gesundheitszustand zu bessern (§ 1 SGB V). So wird in § 11 SGB V allgemein festgehalten, dass die Versicherten der GKV Anspruch auf Leistungen haben, die zur Verhütung von Krankheiten und deren Verschlimmerung, zur Behandlung einer Krankheit sowie zur Erfassung von gesundheitlichen Risiken und Früherkennung dienen. Zudem wird explizit in § 11 SGB V ausgeführt, dass unter Beachtung des SGB IX auch Anspruch auf Leistungen zur medizinischen Rehabilitation besteht. Diese müssen notwendig sein, um eine Behinderung oder Pflegebedürftigkeit abzuwenden, zu beseitigen, zu mindern, auszugleichen, ihre Verschlimmerung zu verhüten oder ihre Folgen zu mildern.

Das Gesetz unterscheidet demnach Leistungen zur Krankenbehandlung von denen der medizinischen Rehabilitation. Die ist für Hilfsmittel stets zu beachten, da für die Versicherten der GKV daraus unterschiedliche Rechtsansprüche resultieren.

Für den Leistungsbereich der Hilfsmittel der GKV spezifiziert § 33 SGB V, dass alle Versicherten im Einzelfall Anspruch auf eine Versorgung mit folgenden Hilfsmitteln haben:

Hilfsmittelkategorien

- Hörhilfen,
- Körperersatzstücke,
- orthopädische Hilfsmittel,
- sogenannte „andere Hilfsmittel" und eingeschränkt
- bestimmte Sehhilfen,

wenn das Versorgungsziel mindestens eine der drei Versorgungsalternativen umfasst:

Versorgungsalternativen

1. Alternative – Sicherung des Erfolgs einer Krankenbehandlung
2. Alternative – Vorbeugung einer drohenden Behinderung
3. Alternative – Ausgleich einer Behinderung

Aus dem Wortlaut der ersten Alternative wird bereits deutlich, dass es sich hierbei um Hilfsmittel der Krankenbehandlung handelt. Die Hilfsmittel der beiden weiteren Alternativen dienen hingegen der medizinischen Rehabilitation, sodass neben dem SGB V auch das SGB IX zu beachten ist.

Leistungen zur Rehabilitation werden nach dem SGB IX auch als Leistungen zur Teilhabe bezeichnet. Sie zielen auf die Förderung der Selbstbestimmung und der gleichberechtigten Teilhabe am Leben in der Gesellschaft (§ 1 SGB IX). Wegen der fließenden Übergänge und Überschneidungsbereiche zwischen Krankenbehandlung und Rehabilitation ist auf den Schwerpunkt und die Zielrichtung der jeweiligen Maßnahme abzustellen, um den jeweiligen Versorgungsanspruch zu ermitteln.

Hilfsmittel zum Behinderungsausgleich und zur Vorbeugung vor Behinderung werden nicht mit dem vorrangigen Ziel eingesetzt, auf die Krankheit, d. h. auf den regelwidrigen Körper- oder Geisteszustand als solchen, kurativ-therapeutisch einzuwirken. Sie sollen vielmehr in erster Linie die mit diesem regelwidrigen Zustand bzw. mit der Funktionsbeeinträchtigung verbundene (oder im Falle der Vorbeugung zu erwartende) Teilhabestörung ausgleichen, mildern, abwenden oder in sonstiger Weise günstig beeinflussen, um die Selbstbestimmung und gleichberechtigte Teilhabe am Leben in der Gesellschaft zu fördern und Benachteiligungen von Menschen mit Behinderungen zu vermeiden oder ihnen entgegenzuwirken. Bei der Beurteilung eines Anspruchs auf Versorgung mit einem Hilfsmittel zum Behinderungsausgleich und zur Vorbeugung einer Behinderung ist daher dem Teilhabeaspekt die nach dem SGB IX vorgesehene Bedeutung zuzumessen. Dem steht nicht entgegen, dass nach dem SGB IX Hilfsmittel zur Sicherung des Erfolgs einer Heilbehandlung zu den Leistungen zur medizinischen Rehabilitation gehören, denn auch diese zielen darauf ab, die Teilhabe zu sichern und zwar im konkreten Fall einer chronischen Krankheit.

Aufgabe der Pflegeversicherung ist es dagegen, mit ihren Leistungen vorrangig die häusliche Pflege und die Pflegebereitschaft der Angehörigen und Nachbarn zu unterstützen, damit die Pflegebedürftigen möglichst lange in ihrer häuslichen Umgebung bleiben können. Pflegebedürftige haben daher Anspruch auf Versorgung mit Pflegehilfsmitteln.

3

Versorgungsziele der Pflegeversicherung

Ein Anspruch besteht auf Pflegehilfsmittel,

- die zur Erleichterung der Pflege oder
- zur Linderung der Beschwerden des Pflegebedürftigen beitragen oder ihm
- eine selbstständigere Lebensführung ermöglichen,

soweit die Produkte nicht als Hilfsmittel wegen Krankheit oder Behinderung von der Krankenversicherung oder anderen zuständigen Leistungsträgern zu leisten sind.

Wichtig: Lassen Sie sich nicht durch den Begriff selbständigere Lebensführung verwirren. Die selbstständige Lebensführung, also das autarke, selbständige Leben ist Aufgabe der GKV. Deshalb müssen die Hilfsmittel der GKV, die der selbständigen Lebensführung dienen, auch im gesamten Alltag erforderlich sein, sie werden praktisch ständig benötigt. Die selbständige**re** Lebensführung betrifft dagegen nur einen Teilaspekt des Lebens. Das Pflegehilfsmittel wird daher auch nur in bestimmten Situationen, etwa zum Absetzen eines Notrufs, benötigt und erleichtert damit die pflegerische Versorgung.

Praxis-Tipp:

Pflegehilfsmittel werden von der Pflegeversicherung immer nachrangig geleistet. Demzufolge muss immer zunächst geprüft werden, ob nicht die GKV im konkreten Fall zuständig ist. Stellen Sie daher Anträge auf Hilfsmittel- und Pflegehilfsmittelversorgung immer bei Ihrer Krankenversicherung. Diese klärt dann intern, welcher Leistungsträger zuständig ist.

Wichtig: Hilfsmittel der GKV können Bestandteil der Krankenbehandlung sein, aber ebenso der medizinischen Rehabilitation. Pflegehilfsmittel dienen dagegen dazu, die Pflegesituation zu verbessern. Hilfsmittel zur Teilhabe am Arbeitsleben oder am Leben in der Gemeinschaft werden nach dem SGB IX jedoch von anderen Leistungsträgern erstattet.

3

Beispiel: Elektrisch verstellbares (Pflege-)Bett

Herr D. ist aufgrund einer chronischen Muskelerkrankung auf die Nutzung eines Rollstuhls angewiesen. Jeden Morgen bedarf er beim Wechsel (Transfer) vom Bett in den Rollstuhl daher der Hilfe seiner Lebensgefährtin. Um den Transfer selbstständig durchführen zu können, beantragt er die Versorgung mit einem elektrisch höhenverstellbaren Bett und begründet dies damit, dass er selbstbestimmt und ohne auf Hilfe angewiesen zu sein, aufstehen möchte. Das Bett wird von der Krankenkasse als „behinderungsgerechtes Bett" zur Verfügung gestellt, denn es dient dem Behinderungsausgleich.

Herr E. ist dagegen aufgrund seiner fortgeschritten Altersschwäche und -demenz seit Längerem pflegebedürftig. Er wird von seiner Ehefrau, selbst bereits 70 Jahre alt, in der eigenen Häuslichkeit gepflegt. Da Herr E. nicht mehr in der Lage ist, sich selbst zu waschen und Frau E. ihren Mann aufgrund ihrer eingeschränkten körperlichen Kräfte nicht sicher im Bad waschen kann, beantragt sie bei ihrer Krankenkasse ein höhenverstellbares Bett, um die notwendige Körperpflege im Bett durchführen zu können. Nach Prüfung durch den MD (Medizinischer Dienst) wird das Bett durch die Pflegeversicherung zur Verfügung gestellt, da es der Erleichterung der Pflege dient.

Hilfsmittelarten, Hilfsmittelbegriff

Die wenigen in § 33 SGB V konkret genannten Hilfsmittelarten reichen verständlicherweise nicht aus, eine umfassende Hilfsmittelversorgung der Versicherten sicherzustellen. Diesem Umstand hat der Gesetzgeber Rechnung getragen, indem er den Begriff „Andere Hilfsmittel" eingeführt hat. Hiervon sind all jene Hilfsmittel erfasst, die nicht aufgeführt sind, aber im Einzelfall benötigt werden, um die Versorgungsziele des § 33 SGB V in Verbindung mit § 47 SGB IX zu erreichen.

> **Praxis-Tipp:**
>
> *Hilfsmittel sind nicht abschließend definiert. Es kommt immer auf den Einzelfall an. Was für Sie ein Hilfsmittel ist, bestimmt damit nicht ein Hilfsmittelkatalog oder ein Hilfsmittelverzeichnis, sondern stets die in Ihrem persönlichen Einzelfall vorliegenden Umstände. Erläutern Sie daher der Krankenkasse bei Antragstellung genau, warum das Produkt für Sie ein Hilfsmittel darstellt. Beachten Sie dabei die folgenden Hinweise genau. Diese Vorgaben werden streng geprüft und falsche Formulierungen können dazu führen, dass Ihr Versorgungsantrag abgelehnt wird.*

Was sind Hilfsmittel?

Als Hilfsmittel der GKV gelten zunächst technische Produkte, die von den Anwendern selbstständig genutzt werden. Nach dem Gesetz handelt es sich um Sachen, die den Erfolg der Krankenbehandlung sichern oder der medizinischen Rehabilitation dienen und so die Folgen von Gesundheitsschäden mildern oder ausgleichen. Aber auch Produkte, die nicht selbstständig, aber selbstbestimmt genutzt werden, etwa ein Reha-Buggy für Kinder, können Hilfsmittel der GKV sein.

> **Wichtig:** Bei einer selbstständigen Nutzung wird das Hilfsmittel durch die hilfebedürftige Person selbst genutzt. Eine selbstbestimmte Nutzung liegt vor, wenn das Hilfsmittel von anderen Personen im Auftrag der hilfebedürftigen Person zum Einsatz kommt. Kann diese ihren Willen nicht (mehr) äußern, ist der mutmaßliche Wille anzunehmen. Auch dies gilt als selbstbestimmte Nutzung, etwa bei demenziell erkrankten Menschen.

Hilfsmittel sind demnach bauart- bzw. konstruktionsbedingt auf die Anwendung durch den Versicherten selbst oder einer Betreuungsperson ausgelegt und werden im allgemeinen Lebensbereich der Versicherten genutzt. Hilfsmittel können von den Leistungsempfängern bzw. deren Betreuungspersonen getragen, mitgeführt oder bei einem Wohnungswechsel mitgenommen werden. Als ein wesentliches Kriterium der Hilfsmitteleigenschaft gilt in der Krankenversicherung, dass der behinderte Mensch an die Erfordernisse seines Umfelds (z. B. der Wohnung) angepasst wird, nicht aber das Umfeld (d. h. die Wohnung) an die Bedürfnisse des behinderten Menschen.

3

> **Wichtig:** Hilfsmittel der GKV müssen unabhängig vom Aufenthaltsort genutzt werden können. So wird nicht etwa die Wohnung an den Versicherten angepasst, sondern umgekehrt, der Versicherte durch das Hilfsmittel in die Lage versetzt, in praktisch jeder Wohnung ein gleichartiges Problem zu bestehen.

Zuletzt schließt das Gesetz aus, dass Gebrauchsgegenstände des täglichen Lebens als Hilfsmittel zur Verfügung gestellt werden. Nur Geräte, die für die speziellen Bedürfnisse kranker oder behinderter Menschen entwickelt sowie hergestellt worden sind und die ausschließlich oder ganz überwiegend auch von diesem Personenkreis benutzt werden, sind nicht als allgemeine Gebrauchsgegenstände des täglichen Lebens anzusehen; das gilt unabhängig von den Kosten der Produkte und selbst dann, wenn sie millionenfach verbreitet sind (z. B. Brillen oder Hörgeräte).

Gebrauchsgegenstand

Umgekehrt ist ein Gegenstand auch trotz geringer Verbreitung in der Bevölkerung und eines hohen Verkaufspreises als allgemeiner Gebrauchsgegenstand des täglichen Lebens einzustufen, wenn ihn bereits der Hersteller nicht vorwiegend für Kranke und Behinderte gedacht hat und er auch von Gesunden genutzt wird, z. B. ein Fernsehsessel mit integrierter Aufstehhilfe. Was regelmäßig auch von Gesunden benutzt wird, fällt nicht in die Leistungspflicht der Krankenkassen. Nicht ausschlaggebend ist, ob der Gegenstand als „medizinisches Hilfsmittel" oder „Medizinprodukt" beworben oder vermarktet wird oder ob das Produkt im Hilfsmittelverzeichnis der GKV aufgeführt ist.

Hilfsmittel der GKV

Nur wenn Sie die folgenden Punkte alle positiv beantworten können, ist davon auszugehen, dass es sich bei einem fraglichen Produkt um ein Hilfsmittel der GKV handeln kann.

Checkliste – Ist das benötigte Produkt ein Hilfsmittel der GKV?

- Das Produkt ist eine Sache, d. h. ein Gegenstand. Beachte: Auch Hunde (etwa ein Blindenführhund) oder immaterielle Produkte (etwa Software, die Ihnen die Bedienung eines Computers ermöglicht) sind Sachen im vorgenannten Sinn.
- Das Produkt wird dazu eingesetzt, den Erfolg der Heil- oder Krankenbehandlung sichern oder die Folgen von Gesundheitsschäden zu mildern oder auszugleichen bzw. eine Behinderung vorzubeugen bzw. auszugleichen (medizinische Rehabilitation).
- Das Produkt wird durch Sie selbstständig oder eine Betreuungsperson in Ihrem Sinne, d. h. selbstbestimmt genutzt.
- Das Produkt wird im gesamten täglichen Leben benötigt, nicht nur bei einer speziellen, sehr isolierten Tätigkeit.
- Sie oder die Betreuungsperson können das Produkt entweder mit sich führen oder tragen, oder es kann bei einem Umzug mitgenommen und am neuen Wohnort auch genutzt werden. Unschädlich für die Hilfsmitteleigenschaft ist dabei, wenn das Produkt z. B. angeschraubt werden muss. Muss aber die Bausubstanz selbst verändert werden, kann das Produkt kein Hilfsmittel sein.
- Der Hersteller definiert das Produkt über seine Werbung und die Gebrauchsanweisung speziell für die Anwendung durch kranke und behinderte Menschen und es wird auch vorrangig nur von diesen genutzt. Das Produkt ist kein Gebrauchsgegenstand des täglichen Lebens
- Durch das Hilfsmittel werden Sie (theoretisch) in die Lage versetzt, unabhängig vom jeweiligen Ort die verloren gegangene oder eingeschränkte Funktion wieder auszuführen. Das Hilfsmittel kann damit unabhängig vom jeweiligen (Wohn-)Umfeld eingesetzt werden und wird auch unabhängig von diesem Umfeld benötigt.

Erfüllt das von Ihnen ausgewählte Produkt die o. g. Anforderungen, so besteht die Möglichkeit, dass es als Hilfsmittel der GKV von der Krankenkasse finanziert wird. Allerdings sind immer die konkreten Umstände des Einzelfalls zu berücksichtigen.

Erfüllt das von Ihnen ausgewählte Produkt die o. g. Anforderungen nicht, so kann es sich aber dennoch um ein Pflegehilfsmittel handeln. Prüfen Sie dies anhand der folgenden Ausführungen und der Checkliste für Pflegehilfsmittel.

Pflegehilfsmittel

Pflegehilfsmittel sind bauart- bzw. konstruktionsbedingt nicht unbedingt auf die Anwendung durch die Versicherten selbst ausgelegt, sie werden dann meist von Pflegepersonen zur Versorgung der Versicherten genutzt. Einige wenige Pflegehilfsmittel werden auch selbstständig durch die Pflegebedürftigen genutzt, etwa ein Hausnotrufsystem.

Auch die Pflegehilfsmittel können von den Leistungsempfängern bzw. deren Betreuungspersonen getragen, mitgeführt oder bei einem Wohnungswechsel mitgenommen werden und dürfen keine Gebrauchsgegenstände sein. Da aber die Pflegeversicherung auch zur Aufgabe hat, den Verbleib in der eigenen Wohnung zu ermöglichen, können die Hilfsmittel auch dazu dienen die Wohnung an den Bedarf der pflegebedürftigen Person anzupassen, das Hilfsmittel muss nicht „an jedem Ort der Welt" benötigt werden.

Bei einigen Produkten kann es sich sowohl um ein Hilfsmittel als auch ein Pflegehilfsmittel handeln. Diese Produkte werden als „doppelfunktionale Hilfsmittel" bezeichnet. Hierbei werden die Kosten zwischen der Kranken- und Pflegekasse nach einem festen Schlüssel aufgeteilt. Das ist jedoch ein interner Vorgang und darf keinerlei Auswirkung auf die Versorgung haben. Auch deshalb sollte der Versorgungsantrag immer bei der Krankenkasse gestellt werden, denn die Pflegekasse ist gegenüber der Krankenkasse immer nachrangig leistungspflichtig.

Checkliste – Ist das benötigte Produkt ein Pflegehilfsmittel?

- Das Produkt ist kein Hilfsmittel der GKV (vergleiche vorangehende Checkliste).

- Das Produkt ist eine Sache, d. h. ein Gegenstand.
- Das Produkt wird dazu eingesetzt, die Pflegesituation zu verbessern oder die Beschwerden eines Pflegebedürftigen zu lindern.
- Das Produkt wird vorrangig durch eine Betreuungsperson genutzt.
- Das Produkt ermöglicht erst die Pflege, unterstützt die pflegende Person bei der Pflege oder lindert die Beschwerden des Pflegebedürftigen, indem z. B. die Wohnung durch das Hilfsmittel an den Pflegebedürftigen angepasst wird.
- Die Pflegekraft kann das Produkt entweder mit sich führen oder tragen, oder es kann bei einem Umzug mitgenommen und am neuen Wohnort auch genutzt werden.
- Der Hersteller definiert das Produkt über seine Werbung und die Gebrauchsanweisung speziell für die Anwendung durch Pflegepersonen und das Produkt wird auch vorrangig durch diese genutzt. Das Produkt ist kein Gebrauchsgegenstand des täglichen Lebens.

Erfüllt das von Ihnen ausgewählte Produkt die o. g. Anforderungen, so besteht die Möglichkeit, dass es als Pflegehilfsmittel von der Pflegekasse finanziert wird. Allerdings sind immer die konkreten Umstände des Einzelfalls zu berücksichtigen.

Einzelfall

Eine Pflege-/Hilfsmittelversorgung hat immer den individuellen Einzelfall zu berücksichtigen. Pauschale Ausstattung auf Basis von Leistungskatalogen oder -verzeichnissen (auch nicht dem Hilfsmittelverzeichnis der GKV!) ist nicht zulässig. Gleichzeitig muss aber auch jeder Versicherte in seinem Einzelfall belegen, dass das Produkt benötigt wird. Nur weil z. B. eine bestimmte Erkrankung vorliegt, ergibt sich daraus kein Leistungsanspruch. Und auch ein ablehnender Bescheid der Kranken- oder Pflegeversicherung muss den Einzelfall berücksichtigen.

Individuelle Versorgungen erfordern individuelle Begründungen

Es müssen immer alle Umstände des Einzelfalls, die so genannten Kontextfaktoren, bewertet und zum Leistungsentscheid berücksichtigt werden. Regelmäßig sind dies mindestens:

- persönliche Umstände wie Alter, körperliche Konstitution, Mobilität, geistige Aktivität, pflegerische Situation,
- vorliegende Krankheiten und Behinderungen,
- der persönliche Hilfebedarf bei den jeweiligen Tätigkeiten, die angestrebte Teilhabe oder das jeweilige Therapieziel, bei Pflegehilfsmitteln auch der Pflegebedarf,
- soziale Umstände, etwa die Schul- oder Wohnsituation und die Sozialisierung.

Je nach Fallsituation und angestrebtem Ziel der Versorgung können noch andere Faktoren dazu kommen.

> **Praxis-Tipp:**
>
> *Begründen Sie Ihren Hilfsmittelantrag mit den im ersten Kapitel (Schritt 1 bis 4) erarbeiteten Analysen und Ergebnissen. Zusätzlich kann eine ärztliche Verordnung, eine Stellungnahme eines Therapeuten oder eines unabhängigen Hilfsmittelexperten Ihren Antrag unterstützen.*

Versorgungsalternativen der GKV und der Pflegeversicherung

Bei Hilfsmitteln der GKV richtet sich der mögliche Leistungsumfang stets nach dem Versorgungsziel. Dabei stehen grundsätzlich drei Alternativen zur Auswahl.

Erste Alternative: Sicherung des Erfolgs einer Krankenbehandlung

- Therapeutische Hilfsmittel

Hilfsmittel zur Sicherung des Erfolgs einer Krankenbehandlung unterstützen oder ermöglichen die ärztlich verordnete Therapie. Typische Hilfsmittel sind etwa technische Produkte zur Ernährungs- oder Beatmungstherapie. Sie verfolgen das Ziel, die Gesundheit soweit wie möglich wieder herzustellen bzw. das Leiden, beispielsweise im Rahmen der Schmerztherapie, weitestgehend zu lindern. Hilfsmittel zur Krankenbehandlung werden auch als therapeutische Hilfsmittel bezeichnet und sind stets Bestandteil eines ärztlich verantworteten Behandlungskonzepts zur Heilung, Linderung oder Verhütung von Krankheiten und deren Folgen. Typische Hilfsmittel sind z. B. Inhalationsgeräte, Beatmungsgeräte, Blutdruckmessgeräte und Orthesen.

> **Praxis-Tipp:**
>
> *Benötigen Sie ein therapeutisches Hilfsmittel zur Krankenbehandlung, muss zwingend eine ärztliche Verordnung vorliegen. Dies ist auch geboten, da die Behandlung vom Arzt kontinuierlich begleitet werden muss. Therapeutische Hilfsmittel können bei falscher Anwendung erheblichen Schaden verursachen oder eine Heilung verhindern.*

Zweite Alternative: Vorbeugung einer drohenden Behinderung

▪ Prophylaktische Hilfsmittel

Oftmals verwechselt mit der Prophylaxe einer Krankheit – diese zählt zur ersten Versorgungsalternative der Krankenbehandlung – wird die zweite Alternative, die Vorbeugung einer drohenden Behinderung. Hier ist das Stadium der Behinderung noch nicht erreicht, würde aber ohne weitere hilfsmittelgestützte Maßnahmen in absehbarer Zeit eintreten. Wie bei der Prophylaxe einer Krankheit muss aber auch hier die Behinderung nicht nur allgemein, sondern konkret und unmittelbar drohen. Dies festzustellen, ist stets Aufgabe eines Arztes, sodass auch für Hilfsmittel dieser Alternative ebenfalls eine ärztliche Verordnung erforderlich ist. Die Hilfsmittel werden immer in ein therapeutisches Konzept eingebunden. Typische Hilfsmittel sind z. B. spezielle Bewegungsgeräte zum Erhalt und Aufbau von Körperfunktionen.

> **Praxis-Tipp:**
>
> *Benötigen Sie ein Hilfsmittel zur Vorbeugung einer Behinderung, ist ebenfalls eine ärztliche Verordnung erforderlich. Auch diese Produkte folgen einem ärztlich zu verantwortenden Behandlungskonzept und bedürfen damit ebenfalls einer Begleitung.*

Dritte Alternative: Ausgleich einer Behinderung

Insbesondere der Ausgleich einer bestehenden Behinderung fällt als dritte Versorgungsalternative in die Leistungspflicht der GKV. Ziel ist es, dem Behinderten wieder eine Teilnahme am Leben in der Gemeinschaft und eine selbstständige und unabhängige Lebensführung zu ermöglichen. Oftmals lässt sich aber ein kompletter Ausgleich der Behinderung nicht erreichen und es kann nur versucht werden, ein Optimum zu erzielen. Hilfsmittel zum Behinderungsausgleich sind beispielsweise Prothesen, Rollstühle, Hörgeräte, Sitz-, Geh- und Stehhilfen, Seh- und Blindenhilfen sowie auch Kommunikationshilfsmittel.

Behinderungsausgleichende Hilfsmittel haben zum Versorgungsziel, die ausgefallene bzw. gestörte Körperfunktion, d. h. die Schädigung, zu kompensieren. Auch Schädigungen mit entstellender Wirkung können hierunter fallen, denn eine entstellende Wirkung, die es erschwert oder gar unmöglich macht, sich frei und unbefangen unter den Mitmenschen zu bewegen, zieht Blicke auf sich und die betroffene Person wird zum Objekt der Neugier. Dies hätte dann zur Folge, dass sich die Person aus dem Leben in der Gemeinschaft zurückzieht und zu vereinsamen droht. Die Teilhabe am Leben in der Gesellschaft wäre beeinträchtigt. Sofern also eine Schädigung mit stigmatisierender Wirkung vorliegt, wären auch ein kosmetischer Ausgleich, etwa durch Epithesen oder Glasaugen, als Hilfsmittel eine Leistung der GKV. Allerdings, so das Bundessozialgericht, nur in den Fällen, in denen ein unbefangener Beobachter unweigerlich auf die Schädigung aufmerksam würde. Das Gericht geht daher z. B. davon aus, dass der krankheitsbedingte dauerhafte Verlust des Haupthaares bei Frauen eine entstellende Wirkung hat und einer Perückenversorgung bedarf, bei Männern dagegen nicht.

> **Wichtig:** Praktisch alle Hilfsmittel der GKV, die Sie für eine selbstständige Lebensführung benötigen, dienen dem Behinderungsausgleich.

Um aber den Leistungsumfang bestimmen zu können, ist nach der Rechtsprechung des Bundessozialgerichts zu unterscheiden, ob ein unmittelbarer oder ein mittelbarer Behinderungsausgleich vorliegt.

Mittelbarer und unmittelbarer Behinderungsausgleich

Wichtig für die Ermittlung des Leistungsumfangs der GKV für behinderungsausgleichende Hilfen ist auch die Art des Hilfsmittels. Unmittelbar wirkende Hilfsmittel ersetzen oder unterstützen direkt und ohne Umwege die verlorengegangene bzw. eingeschränkte Körperfunktion. Typische Produkte sind beispielsweise Arm- und Beinprothesen oder Hörhilfen. Durch den Einsatz des Hilfsmittels wird die verloren gegangene Körperfunktion (hier etwa das Greifen, Gehen oder Hören) sofort und unmittelbar ermöglicht, es steht der direkte Ausgleich der ausgefallenen oder beeinträchtigten Körperfunktion im Vordergrund.

3

Bestmögliche Versorgung?

Wichtig: Beim unmittelbaren Behinderungsausgleich gilt das Gebot eines möglichst weitgehenden Ausgleichs des Funktionsdefizits, und zwar unter Berücksichtigung des aktuellen Stands der anerkannten medizinischen und technischen Erkenntnisse. Dabei kann die Versorgung mit einem fortschrittlichen, technisch weiter entwickelten und unmittelbar wirkenden Hilfsmittel nicht mit der Begründung abgelehnt werden, der bisher erreichte Versorgungsstandard sei ausreichend, solange ein Ausgleich der Behinderung nicht vollständig im Sinne des Gleichziehens mit einem nicht behinderten Menschen erreicht ist. Allerdings muss das neue Hilfsmittel dem Versicherten einen alltagsrelevanten Vorteil bieten, der sich nicht nur marginal, sondern umfassend auswirkt. Der Mehrwert muss sich im gesamten Alltag auswirken.

Mittelbar wirkende Hilfsmittel sind dagegen Produkte, die eine Funktion nur indirekt ersetzen oder unterstützen, beispielsweise Rollstühle. Sie „ersetzen" hier nicht die verlorengegangene Fähigkeit des Gehens, sondern lindern die Folgen der Funktionsstörung „Nicht-mehr-Gehen-Können", indem sie den Behinderten wieder mobil machen, d. h., sie wirken nur mittelbar.

Erforderliche Versorgung!

Wichtig: Für mittelbare Hilfsmittel ist die GKV nur für den Basisausgleich der Folgen der Behinderung eintrittspflichtig, um ein selbstständiges Leben führen und die Anforderungen des Alltags meistern zu können. Es geht dabei nicht um einen Ausgleich im Sinne des vollständigen Gleichziehens mit den letztlich unbegrenzten Möglichkeiten eines gesunden Menschen. Das Hilfsmittel ist daher von der GKV nur zu gewähren, wenn es die Auswirkungen der Behinderung im gesamten täglichen Leben beseitigt oder mildert und damit ein allgemeines Grundbedürfnis des täglichen Lebens betrifft.

Beispiel: Knieorthese mit elektronischer Steuerung

Frau M. leidet an den Spätfolgen einer Polioerkrankung und kann deshalb ihr rechtes Bein nicht richtig durchbewegen. Sie ist gangunsicher, stürzt häufiger und kann nur kurze Wege in der Wohnung sicher zurücklegen. Sie benötigt dafür zudem einen Gehstock (Kosten ca. 50 Euro), der ihr Sicherheit vor einem Sturz bietet. Der Stock wirkt nur mittelbar, er ermöglicht Frau M. nicht, das Bein wieder in normalem Maße zu bewegen, sondern hilft dabei, Gewicht von den Beinen auf die Arme und den Stock zu verlagern. Das Produkt wirkt mittelbar. Die Krankenkasse stellt den Stock als Hilfsmittel zur Verfügung. Ein Verlassen der Wohnung oder das Zurücklegen längerer Strecken ist damit aber nicht möglich, die Behinderung ist nur teilweise ausgeglichen.

Frau M. erfährt durch die Presse von einer speziellen elektronisch gesteuerten Knieorthese und testet diese in einem Sanitätshaus aus. Mithilfe der Orthese wird ihr Gangbild deutlich verbessert, die Sturzgefahr sinkt und sie kann wieder frei, ohne Gehstock laufen, sobald sie die Orthese anlegt. Die Körperfunktion „Gehen" wird durch die Orthese unmittelbar und deutlich im gesamten Lebensbereich verbessert. Frau M. hat damit – trotz der hohen Kosten von ca. 5.000 Euro – einen Anspruch auf Versorgung mit dem Hilfsmittel „elektronisch gesteuerte Knieorthese".

Grundbedürfnisse des täglichen Lebens

Mittelbare Hilfsmittel sind nach ständiger Rechtsprechung des Bundessozialgerichts (BSG) nur zu gewähren, wenn sie die Auswirkungen der Behinderung im gesamten täglichen Leben beseitigen oder mildern und damit ein allgemeines Grundbedürfnis des täglichen Lebens betreffen.

Zu diesen zählen derzeit

- das Gehen, Stehen, Sitzen, Liegen, Greifen,
- das Sehen und Hören,
- die Nahrungsaufnahme, das Ausscheiden,
- das An- und Auskleiden, die elementare Körperpflege,
- das selbstständige Wohnen sowie
- das Erschließen eines gewissen körperlichen und geistigen Freiraums.
- Beschränkt auf Kinder und Jugendliche bis zum vollendeten 15. Lebensjahr führt das BSG zudem noch an, dass die Integration in die Gruppe Gleichersalter ebenfalls ein Grundbedürfnis darstellt. So können z. B. behindertengerechte Dreiräder für Kinder begründet werden, dienen sie doch dazu, gemeinsam mit anderen Kindern zu spielen.

Zum körperlichen Freiraum gehört, im Sinne eines Basisausgleichs der eingeschränkten Bewegungsfreiheit,

- die Fähigkeit, sich in der eigenen Wohnung zu bewegen (i. d. R. aber ohne dabei Treppen zu überwinden) und
- die Wohnung zu verlassen, um bei einem kurzen Spaziergang im näheren Wohnumfeld „an die frische Luft zu kommen" oder um
- die, üblicherweise im Nahbereich der Wohnung liegenden, Stellen zu erreichen, an denen Alltagsgeschäfte zu erledigen sind, etwa Bäcker, Lebensmittelmarkt, Arzt, Apotheke, Geldinstitut, Post, nicht aber die Bewegung außerhalb dieses Nahbereichs (z. B. Supermarkt im Gewerbegebiet, Bahnhof, Flughafen, Nachbarstadt).

Zur Frage, ob ein größerer körperlicher Freiraum ein Grundbedürfnis darstellt, hat das BSG festgehalten, dass nur ein Basisausgleich beansprucht werden kann. Dieser definiert sich über den Radius, den ein Gesunder üblicherweise zu Fuß zurücklegt. Für eine darüberhinausgehende Mobilität müssten im Einzelfall besondere Gründe angeführt werden. Zugleich lässt das BSG aber auch offen, welche diese Gründe sein könnten und urteilt seit Jahrzehnten diesbezüglich sehr restriktiv.

Das BSG geht zudem davon aus, dass bei einer Hilfsmittelversorgung zur Mobilität in der eigenen Wohnung stets durchschnittliche Wohnverhältnisse anzunehmen sind. Der Einzelfall spielt hier eine untergeordnete Rolle, sodass wegen besonderer Verhältnisse des Wohnorts keine Hilfsmittelversorgung begründet sein darf. In der Folge sind Besonderheiten des Wohnumfelds, die anderswo – etwa nach einem Umzug – nicht mehr regelmäßig vorhanden sind und einem allgemeinen Wohnstandard nicht entsprechen, bei der Hilfsmittelversorgung durch die GKV nicht zu berücksichtigen. Bleibt noch die Definition der durchschnittlichen Wohnverhältnisse:

- Ebenerdige Wohnung, ohne Stufen und Treppen innerhalb der Wohnung
- Ebenerdiger Zugang zur Wohnung ohne Stufen und Treppen bzw. Aufzug vorhanden
- Barrierefreie Wohnungen sind nicht durchschnittlich
- Einrichtungen der Grundversorgung sind stets fußläufig zu erreichen, d. h. ca. 2,5 km im Umkreis vom Wohnort
- Öffentliche Einrichtungen mit Publikumsverkehr halten behinderungsgerechte Zugänge bereit

In der Praxis bedeutet dies, dass die GKV oftmals keine Treppensteighilfen oder Hilfsmittel für den Gebrauch im PKW zur Verfügung stellen darf. Hierfür gibt es nur wenige Ausnahmen, etwa beim Transport von Kindern im PKW, um z. B. einen Arzt- und Schulbesuch zu ermöglichen. Auch das Fahrradfahren wird nicht als Grundbedürfnis angesehen, da es eine Mobilität erlaubt, die über einen gewissen körperlichen Freiraum hinausgeht.

> **Praxis-Tipp:**
>
> *Im Gegensatz zur GKV hat die Pflegeversicherung auch die Aufgabe, dass die Versicherten möglichst lange in ihrer eigenen Wohnung verbleiben können. Pflegehilfsmittel dienen in der Folge auch der selbständigeren (nicht der selbstständigen!) Lebensführung und sollen den Verbleib in einer konkreten Wohnsituation ermöglichen. Werden etwa zur Sicherstellung der Pflege im Einzelfall Treppensteighilfen benötigt, können diese eine Leistung der SPV darstellen. Dies ist z. B. der Fall, wenn eine pflegebedürftige Person zum Waschen oder zum Schlafen in eine andere Etage eines mehrstöckigen Wohnhauses gebracht werden muss.*

Zum Grundbedürfnis der Erschließung eines geistigen Freiraums gehört unter anderem:

- Die Aufnahme von Informationen, wie etwa das Lesen.
- Die Kommunikation mit anderen Menschen zur Vermeidung von Vereinsamung (nicht aber z. B. das Halten einer Rede vor anderen Menschen) und zur selbstständigen Lebensführung, etwa beim Einkaufen oder bei Behördengängen. Maßstab ist dabei die gleichaltrige Allgemeinheit und damit das gesellschaftlich übliche / erforderliche Handeln. Zudem müssen sich durch die Versorgung die Handlungs- und Entscheidungsspielräume des/der Betroffenen im Bereich der Grundbedürfnisse erweitern.
- Das Erlernen eines lebensnotwendigen Grundwissens bzw. eines grundlegenden Schulwissens. Dies umfasst laut Rechtsprechung des BSG den Schulbesuch bis zur 10. Klasse bzw. das Erreichen eines Hauptschulabschlusses. Darüberhinausgehende Teilhabeziele im Bereich der Bildung sind dann gemäß SGB IX von der Jugendhilfe oder der Eingliederungshilfe zu fördern.

Wichtig: Nicht zu den Grundbedürfnissen zählen Freizeitbeschäftigungen (z. B. Sport, Kinobesuch, Fahrradtouren), sodass hierfür von der GKV keine Hilfsmittel zur Verfügung gestellt werden dürfen. Nachteile im privaten und gesellschaftlichen Bereich auszugleichen, gehört nicht zu den Aufgaben der GKV. Gleiches gilt für Nachteile im Berufsleben. Diese sind nach dem SGB IX Aufgaben anderer Leistungsträger.

Das SGB IX unterscheidet zwischen fünf Leistungsgruppen und ordnet jeweils unterschiedliche Kostenträger zu:

1. Leistungen zur medizinischen Rehabilitation,
2. Leistungen zur Teilhabe am Arbeitsleben,
3. unterhaltssichernde und andere ergänzende Leistungen,
4. Leistungen zur Teilhabe an Bildung und
5. Leistungen zur sozialen Teilhabe.

Im Kontext mit den weiteren Vorschriften des SGB IX und den Vorgaben aus dem SGB V folgt daraus, dass die GKV nur behinderungsausgleichende Hilfsmittel zur medizinischen Rehabilitation zur Verfügung stellen darf.

Beispiel: Rollstuhlversorgung bei Querschnittlähmung

Nach einem häuslichen Unfall ist Herr G. auf einen Rollstuhl zur Mobilität angewiesen und nutzt einen herkömmlichen Aktivrollstuhl für seine täglichen Aktivitäten. Dieser wurde auf seine persönlichen körperlichen Anforderungen eingestellt. Nachdem Herr G. einem Rollstuhl-Basketballverein beigetreten ist, beantragt er die Neuversorgung mit einem speziellen Sportrollstuhl, da die bisherige Versorgung nicht mehr seinen persönlichen Bedürfnissen entspricht. Die Krankenkasse lehnt dies unter Hinweis auf den mittelbaren Behinderungsausgleich und den damit im Zusammenhang stehenden eingeschränkten Leistungsumfang ab. Sportliche Aktivitäten wären zwar gesundheitsförderlich und grundsätzlich zu begrüßen, seien aber nicht als Grundbedürfnis des täglichen Lebens anzusehen. Der bereits zur Verfügung gestellte und individuell zugerüstete Rollstuhl diene der Sicherung des Grundbedürfnisses auf eine Mobilität im Nahbereich und sei ausreichend sowie zweckmäßig. Herr G. könne alle erforderlichen Alltagswege und Alltagsgeschäfte mit dem Aktivrollstuhl erledigen. Dies wären z. B. Arztbesuche, Einkaufen des täglichen Bedarfs oder Behördenbesuche. Darüber hinausgehende Mobilitätsanforderungen und sportliche Aktivitäten sicherzustellen, ist nicht Aufgabe der gesetzlichen Krankenversicherung. Eine Neuversorgung durch die Krankenkasse ist damit abzulehnen. Vielmehr handelt es sich um ein Hilfsmittel zur sozialen Teilhabe. Zuständig könnte hier – je nach Lage des Einzelfalls – die Eingliederungshilfe sein. Wäre die Schädigung (Querschnittlähmung) z. B. durch einen Arbeitsunfall verursacht worden, könnte auch die Unfallversicherung zuständig sein. Somit ist stets durch den angesprochenen Träger, d. h. durch den Träger, bei dem der Versorgungsantrag zuerst gestellt wurde, im Einzelfall zu prüfen, welche Zuständigkeiten vorliegen.

Das Wirtschaftlichkeitsgebot

Qualität und Wirksamkeit der Hilfsmittel und Pflegehilfsmittel haben stets dem allgemein anerkannten Stand der medizinischen Erkenntnisse zu entsprechen und den medizinischen Fortschritt zu berücksichtigen (§ 2 SGB V). Das SGB V schreibt in § 12 SGB V aber auch vor, dass Krankenkasse, Versicherte und Leistungserbringer darauf zu achten haben, dass die Leistungen wirksam und wirtschaftlich erbracht werden und nur im notwendigen Umfang in Anspruch genommen werden.

Hilfsmittel müssen wirtschaftlich sein

3

Anderes darf nicht erbracht werden. Hieraus ergeben sich umfangreiche Rahmenbedingungen, die über zahlreiche Sozialgerichtsurteile definiert wurden und schrittweise zu prüfen sind, denn die Hilfsmittel müssen notwendig, ausreichend, zweckmäßig und wirtschaftlich sein.

Notwendigkeit der Hilfsmittelversorgung

Das stets zu beachtende Maß des Notwendigen verbietet ein Übermaß nach Art und Umfang der Leistungen. Es gebietet aber gleichzeitig, das zur Zielerreichung Notwendige einzusetzen.

Notwendigkeit im Einzelfall

Im Einzelfall ist sehr genau zu prüfen, was wirklich benötigt wird, um das Versorgungsziel zu erreichen. Dabei muss sich das Versorgungsziel an den Aufgaben der GKV orientieren (wie Versorgungsziele zu ermitteln sind, finden Sie im ersten Kapitel unter Schritt 2 erläutert). So muss z. B. bei einem mittelbaren Behinderungsausgleich stets mindestens ein Grundbedürfnis betroffen sein.

Ist das nicht der Fall, liegt keine Notwendigkeit der Versorgung mit einem behinderungsausgleichenden Produkt vor und das Hilfsmittel darf nicht geleistet werden. Andererseits muss die GKV alle erforderlichen Grundbedürfnisse ermöglichen. Sie darf sich z. B. nicht auf ein Grundbedürfnis zurückziehen und nur für einen Teilbereich die Leistung gewähren. Bei Hilfsmitteln zum unmittelbaren Ausgleich ist die Notwendigkeit damit begründet, dass wir keine überflüssige Organfunktion haben und diese auch wieder weitestgehend wiederhergestellt werden muss. Am besten lassen Sie sich die Notwendigkeit zusätzlich durch eine ärztliche Verordnung bestätigen. Doch aufgepasst: Die Versorgung mit einer Leistung ist nur dann notwendig, wenn sie zur Zielerreichung unentbehrlich, unvermeidlich und unverzichtbar ist, die dabei zu erfüllenden Ziele richten sich stets nach den Aufgaben der GKV.

> **Praxis-Tipp:**
>
> *Formulieren Sie im Hilfsmittelantrag unbedingt, warum das Hilfsmittel in Ihrem speziellen Fall notwendig ist. Hier gilt es, individuelle Gründe darzulegen. Vermeiden Sie unbedingt Allgemeinplätze wie „ich bin doch gehbehindert", „habe einen Schwerbehindertenausweis" oder Ähnliches. Begründen Sie besser, warum Sie die Gehbehinderung in Ihrem speziellen Fall bei der Ausübung von Grundbedürfnissen einschränkt. Insbesondere bei mittelbaren Hilfsmitteln müssen sich die Versorgungsziele immer auf mindestens ein Grundbedürfnis zurückführen lassen.*

Bei Hilfsmitteln zur Sicherung der Krankenbehandlung wird die Notwendigkeit in der Regel durch eine ärztliche Verordnung festgestellt. Ebenso bei den Hilfsmitteln zur Vorbeugung einer Behinderung. Doch bedürfen diese noch zusätzlich einer gesicherten Prognose des Arztes. Aus dieser muss hervorgehen, dass die Behinderung zeitnah und zwangsläufig eintreten wird, wenn das Hilfsmittel nicht zum Einsatz kommt. Sofern nur eine abstrakte Wahrscheinlichkeit vorliegt oder Sie sich „nur" vor einem allgemeinen Lebensrisiko schützen wollen, darf eine Krankenkasse das Hilfsmittel nicht zur Verfügung stellen.

> **Praxis-Tipp:**
>
> *Sofern Sie ein Produkt zur Krankenbehandlung oder zur Vorbeugung einer Behinderung benötigen, legen Sie immer ein ärztliches Rezept vor. Gegebenenfalls bitten Sie auch den Arzt, weiter auszuführen, warum Sie das Produkt zur Behandlung benötigen. Bei Hilfsmitteln zur Vorbeugung einer Behinderung muss dies in Form einer gesicherten Prognose erfolgen.*

Ausreichende Hilfsmittel

Ein Hilfsmittel ist immer dann ausreichend, wenn es nach Art der Ausführung und Umfang der Versorgung genügt, um die jeweilige Zielsetzung zu erreichen. Damit ist neben einer Begrenzung nach oben (d. h. nicht zu viel) auch eine Begrenzung nach unten (d. h. nicht zu wenig) durch den Begriff ausreichend definiert. Grundsätzlich gilt für alle Leistungen der GKV, dass „mehr" nicht zulässig ist, wenn geringere Leistungen ausreichend sind, das Versorgungsziel zu erreichen. Damit ist der Begriff nicht, wie häufig interpretiert, im Sinne der Schulnote 4 (gerade eben noch erreicht) zu verstehen, sondern vielmehr als „exakt und auf den Punkt genau".

3

Punktgenaue Versorgung

Umgekehrt gilt, dass „weniger" Leistungen nur dann zulässig sind, wenn das Notwendige überschritten wird. Denn nur dann kann das leistungsbegründende Versorgungsziel überhaupt im notwendigen Maße erreicht werden. Es gilt der Hilfsmittelgrundsatz: „So viel wie nötig, so wenig wie möglich!"

Zur Bestimmung, ob eine Versorgung ausreichend ist, werden alle GKV-relevanten Versorgungsziele den Eigenschaften des Hilfsmittels gegenübergestellt. Zu betrachten sind – je nach Hilfsmittel – z. B. das Ausmaß an Unabhängigkeit, Grad der Zielerreichung, Zugewinn und Verlust an Körperkraft und andere Funktionen, Auswirkung auf Therapie und Gesundheit, Behinderungsausgleich, Komfort oder Lebenszufriedenheit. Können nicht alle Versorgungsziele durch das Hilfsmittel bedient werden, wäre die Versorgung noch nicht ausreichend. Zugleich wird geprüft, ob die Leistungen des Hilfsmittels über das hinausgehen, was die GKV leisten muss. Sie wären dann nicht notwendig und damit mehr als ausreichend.

Aus der Gegenüberstellung ergibt sich oftmals, dass mehrere Produkte geeignet sind und es wird dann auf Basis des Anschaffungspreises bereits eine definitive Auswahlentscheidung getroffen. Dies wäre aber verfrüht, denn die Kosten eines Hilfsmittels spielen bei der Bestimmung, ob das Produkt ausreichend ist, an dieser Stelle noch eine untergeordnete Rolle. Hier geht es zunächst um eine reine Betrachtung des Erreichens der Versorgungsziele. Weiterhin ist dem Gesetzeswortlaut folgend erst noch die Zweckmäßigkeit der möglichen Produkte zu prüfen (siehe nächster Abschnitt) und dann erfolgt die Prüfung der Wirtschaftlichkeit, d. h. die Kosten sind zu berücksichtigen (siehe übernächster Abschnitt).

> **Praxis-Tipp:**
>
> *Kürzt eine Krankenkasse die beantragte Versorgung mit der Begründung, die bestehende oder eine alternative Versorgung wäre ausreichend, hinterfragen Sie die Begründung dafür. Oft werden aus Unkenntnis nicht alle Eigenschaften und Möglichkeiten eines Hilfsmittels korrekt eingeschätzt und es kommt nicht selten zu Fehlversorgungen, etwa weil nicht alle erforderlichen Prüfschritte vollzogen und pauschalierte Entscheidungen getroffen werden. Führen Sie am besten auf, warum das von Ihnen gewählte Hilfsmittel ausreichend ist, d. h. genau richtig und nicht zu viel und nicht zu wenig und gehen Sie dann zum nächsten Schritt der Prüfung der Zweckmäßigkeit über.*

Zweckmäßige Hilfsmittel

Zweckmäßig ist, was nach seiner Wirkung geeignet ist, das Versorgungsziel möglichst effizient zu erreichen. Dies erfordert, dass die Eigenschaften des von Ihnen ausgewählten Hilfsmittels nachweisbar ermöglichen, das Ziel zu erreichen. Die Zweckmäßigkeit wird hinsichtlich der in der Planung zugrunde gelegten Ziele und erwünschten oder auch unerwünschten Wirkungen (Nebenwirkungen) beurteilt und ist anhand medizinischer und technischer Parameter unter Berücksichtigung des Kontexts zu prüfen. Es muss stets ein Wirksamkeitsnachweis für den Einzelfall vorliegen.

Zweckmäßigkeit im Einzelfall

Dieser Punkt ist ganz besonders wichtig, wenn Sie ein spezielles Hilfsmittel begehren und sich nicht mit einer pauschalen Auswahl durch die Krankenkasse zufriedengeben wollen oder können. Gilt es, mehrere Ziele zu bedienen, muss das Produkt auch dazu in der Lage sein. Den Beweis der Zweckmäßigkeit zu erbringen, ist nicht immer ganz einfach, hier gibt es verschiedene Möglichkeiten. Immer aber muss die Zweckmäßigkeit nachvollziehbar sein. So gilt beispielsweise, dass für therapeutische Produkte vor dem Einsatz ein Wirksamkeitsnachweis vorliegen muss.

> **Beispiel: Therapeutisches Produkt zur Schmerzbehandlung**
>
> Hersteller B. behauptet, dass Patienten mit seinem neuen Elektrostimulationsgerät C selbstständig und ohne weitere Medikamenteneinnahme die Auswirkungen eines Migräneanfalls erheblich lindern und Schmerzen vermeiden können. Frau F. leidet regelmäßig an Migränekopfschmerz und beantragt die Versorgung mit dem Gerät C. Die Krankenkasse bindet bei der Leistungsprüfung den Medizinischen Dienst zur Ermittlung der Notwendigkeit und Zweckmäßigkeit der Versorgung mit ein. Der Medizinische Dienst kommt zum Ergebnis, dass die Notwendigkeit einer Versorgung besteht, da Frau F. eine einschlägige Vorgeschichte mit schweren Migräneanfällen aufweist. Dennoch wird die Versorgung mit dem Gerät C vom Medizinischen Dienst nicht empfohlen, da es keine Studien oder Literaturhinweise dazu gibt, dass das Produkt überhaupt die versprochene Wirkung entfaltet. Die Krankenkasse lehnt daraufhin die Versorgung mit dem Gerät C ab, da kein nachgewiesener Nutzen vorliegt.

Für behinderungsausgleichende Hilfsmittel besteht meist die Möglichkeit bei einer Ausprobe und beim Vergleich von verschiedenen Produkten im individuellen Fall zu testen, ob ein Produkt nicht nur ausreichend, sondern auch geeignet und damit auch zweckmäßig ist.

> *Praxis-Tipp:*
>
> *Besteht die Möglichkeit, das Produkt vorab zu testen, könnte z. B. vom Leistungserbringer ein Bericht darüber gefertigt und die bei der Probe erreichten Ergebnisse dargestellt werden. Auch die in Kapitel 1, Schritt 4 (Konkrete Auswahl von Hilfsmitteln) zusammengetragenen Informationen können helfen, die Zweckmäßigkeit zu begründen. Die Hersteller der Hilfsmittel bieten ebenfalls oft Informationen an, welche die Zweckmäßigkeit oder Wirksamkeit begründen können.*

Zur Beurteilung der Zweckmäßigkeit muss man die verschiedenen Produkte und ihre Eigenschaften sowie Funktionen sehr genau kennen.

Sie sind gegeneinander abzuwägen und unter Berücksichtigung aller relevanten Kontextfaktoren wie die stets individuellen Umwelt- und Alltagsanforderungen, die Motivation, den Willen und die Fähigkeit zur Bedienung und Nutzung des Hilfsmittels und auch der medizinischen Vorgaben auszuwählen. Hierbei gilt stets der Grundsatz: „Hilfsmittel müssen passen wie ein guter Schuh!" Ein nicht passendes Hilfsmittel ist weder ausreichend noch zweckmäßig und damit auch, wie im Folgenden dargelegt, unwirtschaftlich, denn es würde nicht angewendet werden. Unter der Anwendung werden die Faktoren erfasst, die darüber entscheiden, ob ein Hilfsmittel von den Benutzern aufgrund ihrer Voraussetzungen auch tatsächlich benutzt werden kann, z. B. persönliche Ressourcen wie körperliche und kognitive Leistungsfähigkeit, soziales Umfeld (Akzeptanz) oder Umgebungsfaktoren. Unzweckmäßige Hilfsmittel sind aber nicht nur unwirtschaftlich, sie können auch überfordern oder zum Hindernis, d. h. zur Limitierung, werden und eine Gefahr darstellen.

Wirtschaftliche Hilfsmittel

Wirtschaftlichkeit ist die Abwägung zwischen Aufwand und Wirkung. Nicht der Preis allein ist entscheidend, sondern es muss eine günstige Kosten-Nutzen-Relation erreicht werden. Mit dem geringstmöglichen Aufwand (Preis, Kosten) ist der größte Nutzen zur Zielerreichung herbeizuführen. Hieraus resultiert, dass unter gleichwertigen und gleichartigen Hilfsmitteln, d. h. unter den Produkten gleicher Leistung, das jeweils Kostengünstigste auszuwählen ist. Hierbei kann aber nicht der Preis allein ausschlaggebend sein, denn nur notwendige, zweckmäßige und ausreichende Leistungen können wirtschaftlich sein. Zu viel ist – ebenso wie zu wenig – unwirtschaftlich. Damit besteht für alle Hilfsmittel Anspruch auf die im Einzelfall ausreichende, zweckmäßige und wirtschaftliche Hilfsmittelversorgung, nicht jedoch auf eine Optimalversorgung. Geeignet und wirksame Leistungen, die für sich allein betrachtet durchaus wirtschaftlich sind, stehen Versicherten nicht zu, wenn bei der konkreten Bedarfssituation auch eine im Umfang weniger aufwändige Leistung ausreichend und zweckmäßig ist. Es kann kein Anspruch auf ein teureres Hilfsmittel geltend gemacht werden, soweit eine kostengünstigere Versorgung für den angestrebten Nachteilsausgleich funktionell in gleicher Weise geeignet ist und das gleiche Ergebnis liefert. Andernfalls sind die Mehrkosten gemäß § 33 SGB V von den Versicherten selbst zu tragen.

> **Beispiel: Rollstuhlversorgung bei einem Post-Polio-Syndrom**
>
> Herr B. leidet an einem Post-Polio-Syndrom. Seine Muskelkraft in den Armen und Beinen ist stark eingeschränkt. Zudem ist sie auch tagesformabhängig. Herr B. ist weiterhin berufstätig als Bürokaufmann. Herr B. kann noch ca. 15 Meter mit einer Gehhilfe gehen. Weitere Entfernungen außerhalb der eigenen Wohnung zurückzulegen ist ihm auch mit Gehstock oder Rollator praktisch nicht mehr möglich. Herr B. möchte die Wohnung wieder verlassen (Übergeordnetes Versorgungsziel außerhäusliche Mobilität), um wieder selbständig im nahgelegenen Supermarkt einkaufen gehen zu können (erstes Unterziel), um die Wohnung mal wieder zu verlassen, um den Stadtpark (zwei Häuserblocks entfernt) zu besuchen (zweites Unterziel) und auch an seinem Arbeitsplatz – diesen erreicht er mit dem eigenen PKW – im Bürogebäude längere Wege zurückzulegen (drittes Unterziel). Die ersten beiden Ziele stellen ein Grundbedürfnis dar. Die Notwendigkeit der Versorgung kann mit dem selbstständigen Wohnen und das dazu erforderliche Erschließen eines gewissen körperlichen Freiraums (Mobilität) begründet werden.
>
> Herr B. möchte die im Nahbereich der Wohnung liegenden Stellen erreichen, an denen Alltagsgeschäfte zu erledigen sind, hier Bäcker und Lebensmittelmarkt. Zudem möchte er die Wohnung verlassen, um bei einem kurzen Spaziergang im näheren Wohnumfeld „an die frische Luft zu kommen". Es besteht somit eine Notwendigkeit der Versorgung mit einem Hilfsmittel, denn Herr B. benötigt diese Hilfe aufgrund seiner körperlichen Behinderung unabhängig vom Wohnort. Herr B. erwägt nach reiflicher Überlegung die Versorgung mit einem Rollstuhl für die außerhäusliche Mobilität. Zudem könnte er mit dem Rollstuhl seine Einkäufe transportieren. Auch ist das städtische Wohnumfeld gut mit dem Rollstuhl erschließbar und seine Wohnung kann er über einen Aufzug erreichen, sodass die Versorgung grundsätzlich möglich wäre. Doch gibt es zahlreiche Varianten von Rollstühlen mit den unterschiedlichsten Eigenschaften.

3

3

Deshalb erstellt Herr B. nun eine Anforderungsliste, die er auch mit dem Sanitätshaus und seinem Arzt bespricht. Schnell kristallisieren sich drei grundsätzliche Möglichkeiten heraus: Ein leichter und wendiger Aktivrollstuhl mit manuellem Antrieb über Greifreifen, oder ein Elektrorollstuhl. Eine Austestung zeigt, dass Herr B. nicht über ausreichend Kräfte verfügt, den Aktivrollstuhl im gewünschten Umfang (Supermarkt, Spaziergang im Park) zu nutzen und aufgrund seines Post-Polio-Syndroms darf er sich nicht überlasten. Zugleich muss er aber auch möglichst körperlich aktiv sein, sodass auch ein Elektrorollstuhl ausscheidet, da dann der Trainingseffekt des manuellen Rollstuhlfahrens entfällt. Auch wäre der Elektrorollstuhl nur eingeschränkt in der Wohnung zu nutzen.

Das Sanitätshaus schlägt daher eine Versorgung mit einem Aktivrollstuhl mit restkraftunterstützendem Antrieb vor. Herr B. bleibt damit aktiv, wird aber zugleich durch die motorische Unterstützung, ähnlich wie bei einem E-Bike, vor Überlastung geschützt und kann auch die erforderlichen Strecken zurücklegen. Zudem könnte der Rollstuhl, im Gegensatz zu einem Elektrorollstuhl, auch in seiner Wohnung oder im Büro genutzt werden. Letzteres darf und kann Herr B. jedoch nicht als Argument anführen, denn das dritte Unterziel stellt ja kein Grundbedürfnis im Sinne der GKV dar und kann daher nicht als Begründung für eine Versorgungsnotwendigkeit bei der Krankenkasse dienen. Es ist ihm zugleich aber auch nicht verboten, den Rollstuhl, den er im allgemeinen Leben benötigt, auch im Büro zu nutzen. Obschon das gewählte Modell mit Restkraftunterstützung teurer als ein reiner Aktivrollstuhl ist, stellt es doch die wirtschaftlichere Versorgung dar. Denn der Aktivrollstuhl wäre nicht ausreichend und damit unwirtschaftlich. Die Versorgung mit dem Elektrorollstuhl wäre zwar ausreichend, jedoch nicht zweckmäßig gewesen und somit ebenfalls unwirtschaftlich. Einzig die gewählte Lösung ist zugleich ausreichend und zweckmäßig und damit wirtschaftlich. Da das Sanitätshaus mehrere gleich geeignete Rollstühle unterschiedlicher Hersteller anbietet, wäre nun noch durch die Krankenkasse zu prüfen, welches System das beste Kosten-Nutzen-Verhältnis bietet.

Ein wesentlicher Gebrauchsvorteil muss vorliegen

Die Krankenkassen haben nicht für solche „Innovationen" aufzukommen, die keine wesentlichen Gebrauchsvorteile für den Versicherten bewirken, sondern sich auf einen bloß besseren Komfort im Gebrauch oder eine bessere Optik beschränken oder deren medizinischer Nutzen als therapeutisches Produkt nicht eindeutig belegt ist. In der Folge wird also die Kasse bei einer Hilfsmittelverordnung stets prüfen, ob nicht eine wirtschaftlichere Versorgung mit einem gleichwertigen Produkt möglich ist.

3

> **Wichtig:** Wenn allerdings im Einzelfall mit spezifischer Begründung durch den Verordner ein spezielles Hilfsmittel erforderlich ist, kann das verordnete Produkt nicht ohne Weiteres durch ein anderes Produkt ersetzt werden.

Nach ständiger Rechtsprechung des Bundessozialgerichts (BSG) hat die Krankenkasse für jede Verbesserung einzustehen, die einen wesentlichen Gebrauchsvorteil im Rahmen der Grundbedürfnisse des täglichen Lebens gegenüber einer eventuellen kostengünstigeren Alternative bietet. Wenn allerdings einer geringfügigen Verbesserung des Gebrauchsnutzens ein als unverhältnismäßig einzuschätzender Mehraufwand gegenübersteht, wäre das Produkt unwirtschaftlich.

⌐ **Beispiel: Internetzugang für einen hochgradig Sehbehinderten**

Herr D. leidet an einer Makuladegeneration, d. h. an einer fortschreitenden Erkrankung der Netzhaut. Er ist hochgradig sehbehindert. Lesen ist nur noch mithilfe eines speziellen Lesegerätes möglich, das Herrn D. erlaubt, gedruckte Texte, etwa aus Büchern oder Zeitschriften, einzuscannen und sich vorlesen zu lassen. Nun möchte er anstelle des zeitraubenden Scannens der Tageszeitung auf das Internetangebot der von ihm abonnierten Tageszeitung zurückgreifen. Er beantragt daher eine Neuausstattung mit einem modernen, internetfähigen Vorlesegerät, um die Texte direkt aus dem Internet abrufen zu können. Die Kasse lehnt dies ab, da das Grundbedürfnis auf Informationsbeschaffung nicht den

Internetzugang einschließe und er daher ausreichend versorgt sei. Dies entspräche der aktuellen Rechtslage. Herr D. legt daraufhin Widerspruch ein und ändert in der Begründung die Zielsetzung der Versorgung. Er benötige das neue Gerät, um Behördenpost, Kontoauszüge etc. zu lesen. Hierzu sei das alte Gerät ebenso wenig in der Lage, wie tabellenartige und wissenschaftliche Texte mit mathematischen Formeln korrekt und verständlich zu lesen. Dies könnten nur neuere Geräte mit fortgeschrittener Texterkennung. Da er als pensionierter Lehrer auch weiterhin ein hohes Interesse an Fachinformationen habe und über mehr als fünf Stunden wöchentlich läse, wäre sein persönliches Informationsbedürfnis betroffen. Das alte Hilfsmittel sei daher nicht mehr ausreichend. Das neue Gerät böte wesentliche Gebrauchsvorteile, welche die Grundbedürfnisse der selbstständigen Lebensführung und des selbstständigen Wohnens (z. B. Schriftwechsel mit Behörden, Lesen von Kontoauszügen) sowie sein Informationsbedürfnis und damit umfassend den gesamten Alltag beträfen. Die Krankenkasse ändert daraufhin den Ablehnungsbescheid ab und gewährt ein neues Hilfsmittel. Dass dieses Produkt auch einen Internetzugang ermöglicht, ist nicht weiter schädlich, da heutzutage praktisch alle vergleichbaren Geräte diese Funktion integriert haben und somit keine ungerechtfertigten Mehrkosten entstehen.

Beispiel: Kommunikationshilfe für nicht sprechendes Schulkind

Verordnet ein Arzt für ein nicht sprechendes Schulkind eine Kommunikationshilfe A der Firma B ohne nähere Angaben zur Anwendung, wird die Kasse das wirtschaftlichste Gerät, z. B. Gerät Z der Firma Y bewilligen, sofern die entsprechenden Leistungsvoraussetzungen vorliegen. Begründet der Arzt aber auf der Verordnung, dass wegen der verwendeten und vom Kind beherrschten Symbolsprache und der Möglichkeiten der individuellen Anpassung nur das Gerät A der Firma B in Frage kommt, um den erforderlichen Behinderungsausgleich zu erzielen, muss das verordnete Gerät an den Versicherten geliefert werden, selbst wenn andere Geräte (hier Z der Firma Y) gegebenenfalls kostengünstiger wären. Allenfalls kann die Kasse jetzt noch den günstigsten Lieferanten des Gerätes A suchen.

Die Hilfsmittelverordnung

Obwohl die vertragsärztliche Verordnung nach Rechtsprechung des BSG und aktueller Fassung des § 33 SGB V nur in besonderen Fällen erforderlich ist, hat sich in der Praxis seit vielen Jahren etabliert, dass bei der Hilfsmittelbeantragung eine ärztliche Verordnung, ein sogenanntes Rezept, vorzulegen ist.

3

Hilfsmittel-Richtlinie

In der Richtlinie des Gemeinsamen Bundesausschusses (G-BA) über die Verordnung von Hilfsmitteln in der vertragsärztlichen Versorgung (Hilfsmittel-Richtlinie/HilfsM-RL) wird näher definiert, welche Rahmenbedingungen bei der Hilfsmittelverordnung einzuhalten sind.

> *Praxis-Tipp:*
>
> *Die jeweils aktuelle Fassung der Hilfsmittel-Richtlinie kann im Internet unter www.g-ba.de/informationen/richtlinien abgerufen werden.*

Die Richtlinie ist für die Versicherten, die Krankenkassen, die an der vertragsärztlichen Versorgung teilnehmenden Ärzte sowie ärztlich geleiteten Einrichtungen (Kliniken, Krankenhäuser usw.) und alle sonstigen Leistungserbringer, wie etwa den Hilfsmittellieferanten, verbindlich.

Aufbau Hilfsmittel-Richtlinie

Die Hilfsmittel-Richtlinie umfasst drei Teile: Der Teil „A. Allgemeines" gilt für alle Hilfsmittelversorgungen. Die Teile B und C betreffen ausschließlich die Versorgung mit Seh- bzw. Hörhilfen.

Den Ärzten wird bei der Hilfsmittelverordnung ein weiter Aufgabenbereich übertragen:

- ▪ Gemäß Richtlinie treffen die Vertragsärzte die Verordnung von Hilfsmitteln nach pflichtgemäßem Ermessen innerhalb des durch das Gesetz und die Richtlinie bestimmten Rahmens.
- ▪ Zuvor muss sich der behandelnde Vertragsarzt vom Zustand des Versicherten überzeugen und sich erforderlichenfalls über die per-

sönlichen Lebensumstände informieren bzw. müssen ihm diese aus der laufenden Behandlung bekannt sein.

- Auch sollen die Vertragsärzte vor der Verordnung von Hilfsmitteln u. a. prüfen, ob entsprechend dem Gebot der Wirtschaftlichkeit das angestrebte Behandlungsziel durch andere Maßnahmen erreicht werden kann.

Wichtig: Die Notwendigkeit für die Verordnung und damit die konkrete Indikation ergibt sich gemäß § 6 der Hilfsmittel-Richtlinie nicht allein aus der Diagnose. Vielmehr muss der Arzt unter Gesamtbetrachtung der

- funktionellen und strukturellen Schädigungen,
- der Beeinträchtigungen der Aktivitäten,
- der Fähigkeitsstörungen,
- der noch verbliebenen Aktivitäten und
- einer störungsbildabhängigen Diagnostik

den individuellen Bedarf, die Fähigkeit zur Nutzung des Hilfsmittels, die Prognose und das Ziel einer Hilfsmittelversorgung auf der Grundlage realistischer und alltagsrelevanter Anforderungen ermitteln. Dabei sind die individuellen Kontextfaktoren in Bezug auf Person und Umwelt als Voraussetzung für das angestrebte Behandlungsziel zu berücksichtigen.

Nach Feststellung der Notwendigkeit der Versorgung ist bei gleichartig wirkenden Hilfsmitteln das im Rahmen der Indikationsstellung nach Art und Umfang ausreichende, zweckmäßige und wirtschaftliche Hilfsmittel zu verordnen.

Praxis-Tipp:

In fast allen Fällen geben die Verordner nur eine Diagnose in Form eines ICD10-Codes an. Aus diesem Code lassen sich die vorgenannten benötigten Informationen der Gesamtbetrachtung nicht ablesen. Dazu bieten die Verordnungsformulare auch gar nicht ausreichend Platz. Bitten Sie den Arzt daher die Gesamtbetrachtung gesondert, etwa in einem Arztbrief, zu formulieren. Weisen Sie den Arzt gegebenenfalls darauf hin, dass er gemäß § 30 Nr. 1 Bundesmantelvertrag - Ärzte (BMV-Ä) gehalten ist, in der Verordnung das Hilfsmittel so eindeutig wie möglich zu bezeichnen und ferner alle für die individuelle Therapie oder Versorgung erforderlichen Einzelangaben machen muss.

Pauschale und spezifische Verordnung von Hilfsmitteln

In der Verordnung ist auch gemäß §7 der Hilfsmittel-Richtlinie das Hilfsmittel vom Arzt so eindeutig wie möglich zu bezeichnen. Ferner sind alle für die individuelle Versorgung oder Therapie erforderlichen Einzelangaben zu machen. Deshalb soll unter Nennung der Diagnose, der Gesamtbetrachtung und des Datums insbesondere angegeben werden:

- Die Bezeichnung des Hilfsmittels (wenn möglich – aber nicht erforderlich – nach den Maßgaben des Hilfsmittelverzeichnisses),
- die Anzahl und
- erforderlichenfalls Hinweise (z. B. über Zweckbestimmung, Art der Herstellung, Material, Abmessungen), die eine funktionsgerechte Anfertigung, Zurichtung oder Abänderung durch den Leistungserbringer gewährleisten.

Soweit sinnvoll und erforderlich, sind die notwendigen Angaben der Verordnung gesondert beizufügen.

Pauschale Verordnung

Bei der Verordnung eines Hilfsmittels kann der Arzt entweder die Produktart entsprechend dem Hilfsmittelverzeichnis nennen oder die siebenstellige Positionsnummer der Produktart angeben. Dies wird als pauschale Verordnung bezeichnet, da der Arzt nicht ein konkretes Produkt, sondern nur eine Art benennt, wie z. B. Rollstuhl oder Rollator. Die Krankenkasse hat damit die Möglichkeit der Auswahl des Produkts. Der Leistungserbringer wählt dann nach Maßgabe der mit den Krankenkassen abgeschlossenen Verträge das wirtschaftlichste Produkt aus.

> **Praxis-Tipp:**
>
> *Vermeiden Sie, dass Ihr Arzt nur eine pauschale Verordnung ohne weitere Angaben ausstellt. Sie verlieren damit die Gelegenheit, auf die Hilfsmittelaus-*

wahl Einfluss zu nehmen. Nutzen Sie besser die Möglichkeit der im Folgenden dargestellten spezifischen Verordnung.

Spezifische Verordnung – Weg der Wahl

Eine spezifische Verordnung eines einzelnen, konkret benannten Produkts ist nach der Hilfsmittel-Richtlinie ebenfalls möglich, wenn dies in der Sache durch den Verordner begründet wird. Hält es also der Verordner für erforderlich, ein ganz spezielles Hilfsmittel mit besonderen Eigenschaften und Funktionen einzusetzen, um den ausreichenden und notwendigen Behinderungsausgleich zu erzielen, so bleibt es ihm freigestellt, in diesen Fällen eine spezifische und begründete Einzelproduktverordnung durchzuführen, z. B. bezeichnet durch die zehnstellige Positionsnummer des Hilfsmittelverzeichnisses oder einen konkreten Produktnamen. Auf diesem Weg können und dürfen auch Hilfsmittel verordnet werden, die nicht im Hilfsmittelverzeichnis aufgeführt sind.

> ### Praxis-Tipp:
>
> *Legen Sie Ihrem Arzt die im ersten Kapitel aufgestellten Überlegungen vor und vereinbaren Sie, dass eine möglichst präzise Verordnung ausgestellt wird. Ihre Unterlagen können auch als Teil der erforderlichen Begründung dienen. Auf gleichem Wege ist auch die Verordnung von nicht im Hilfsmittelverzeichnis aufgeführten Hilfsmitteln, d. h. Produkte ohne Positionsnummer, möglich. Der Grund der individuellen Erfordernis muss aber immer darauf zurückzuführen sein, dass bei einer pauschalen Verordnung das Versorgungsziel nicht erreicht wird bzw. die Versorgung nicht ausreichend, zweckmäßig oder wirtschaftlich wäre.*

> **Wichtig:** Eine Hilfsmittelverordnung belastet, anders als etwa Medikamente, nicht das Budget des Arztes, d. h. er ist nicht an Mengenvorgaben oder Ähnliches gebunden. Auch muss er keinen Regress fürchten.

> ### Praxis-Tipp:
>
> *Immer wieder werden von Ärzten, Krankenkassen und Hilfsmittellieferanten mehr oder weniger offiziell aussehende Listen, Tabellen oder Vorgaben mit*

Höchstmengen, Verbrauchsvorgaben und Zubehör präsentiert. Diese Listen können aber niemals die vom Gesetzgeber ausdrücklich gewünschte Berücksichtigung des Einzelfalls gewährleisten. Weisen Sie derartige pauschale Beschränkungen Ihres Leistungsanspruchs stets unter Verweis auf die notwendige Versorgung im Einzelfall zurück und verlangen Sie eine individuelle Ermittlung und Verordnung des erforderlichen Hilfsmittelbedarfs.

3

Verordnungsformulare

Die Verordnung von Hilfsmitteln erfolgt auf den zwischen Krankenkassen und Ärzten vereinbarten Formularvordrucken, den sogenannten Mustern. Diese Verordnung wird umgangssprachlich auch als Hilfsmittelrezept bezeichnet. Als Vordruck oder Formular ist das von der Medikamentenverordnung bekannte, rosafarbene Muster 16 zu verwenden. Nur für Hörhilfen und Sehhilfen wurden spezielle Formulare entwickelt.

Praxis-Tipp:

Das Formular dient auch der Verordnung von Arznei- und Verbandmitteln. Aus diesem Grund muss auf dem Formular durch Ankreuzen vermerkt sein, dass es sich um eine Hilfsmittelverordnung handelt. Achten Sie stets darauf, um Rückfragen zu vermeiden. Zudem ist die gleichzeitige Verordnung von Hilfsmitteln und anderen Mitteln (z. B. Verbandmitteln, Arzneimitteln) auf demselben Verordnungsblatt nicht erlaubt.

Insbesondere bei einer spezifischen Hilfsmittelverordnung wird der Platz auf dem Formular für eine ausführliche Begründung nicht ausreichen. Auch sind gegebenenfalls sehr viele Hilfsmittel erforderlich. In diesen Fällen kann das jeweilige Verordnungsformular um eine formlose Anlage, etwa auf dem Briefpapier des Arztes, ergänzt werden. Diese Anlage zählt dann ebenfalls zur Verordnung. Da die Hilfsmittelverordnung immer individuell erfolgen soll, ist die Verwendung von vorgedruckten, pauschalen Begründungen oder auch Stempeln unzulässig. Zum Teil bieten Hilfsmittelhersteller solche Vordruckformulare zum Download an, diese sollten jedoch nicht verwendet werden.

Praxis-Tipp:

Das Verordnungsformular ist für den Hilfsmittellieferanten sehr wichtig und stark begehrt, denn mit Vorlage des Formulars bei der Krankenkasse stellt der Leistungserbringer in Ihrem Namen einen Versorgungsantrag. Zudem dient das Formular der Abrechnung mit der Krankenkasse. Sie sollten das ausgestellte Formular daher nicht voreilig aus der Hand geben. Erst wenn Sie sicher sind, dass Sie von diesem Leistungserbringer versorgt werden wollen und alle Rahmenbedingungen geklärt haben, sollte die Verordnung übergeben werden. Machen Sie sich zuvor eine Kopie, damit Sie wissen und nachvollziehen können, was Ihr Arzt verordnet hat.

Keine Abänderung der Verordnung

Abänderungen, Streichungen und Ergänzungen einer spezifischen Verordnung von Hilfsmitteln bedürfen immer einer erneuten Unterschrift des Verordners mit Datumsangabe, sodass auch der Leistungserbringer, die Krankenkasse oder der Medizinische Dienst die Verordnung nicht eigenmächtig verändern oder auslegen können. Eine Krankenkasse kann die spezifische und begründete Einzelverordnung nur mit Begründung anzweifeln und muss ansonsten dem Vorschlag des Arztes folgen, wenn dieser einer Änderung nicht zustimmt.

Ärztliche Verordnung – Beispiel 1

Nach einem Schlaganfall verordnet der Arzt zur Behandlung einer Fußheberlähmung einen Peronaeusstimulator. Hierbei handelt es sich um ein Gerät zur funktionellen Elektrostimulation. Die batteriebetriebenen Geräte werden vom Patienten selbstständig angelegt und am Bein befestigt. Die Elektroden werden außenseitig im Bereich des Knies angebracht und mit Pflaster fixiert. Ein Kontaktschalter im Schuh unter der Ferse bewirkt beim Anheben des Fußes, dass das Stimulationsgerät einen Impuls an die Elektroden abgibt. Daraufhin kontrahieren sich die Fußhebermuskeln, solange der Fuß entlastet ist. Dadurch wird die sonst nach unten fallende Fußspitze angehoben. Der Patient ist in der Lage, ohne schleifenden Fuß zu gehen. Ein gleicher Effekt kann durch Nutzung einer individuell gefertigten Peronaeusschiene, einer speziellen Orthese erreicht werden.

Nach Prüfung der Anspruchsvoraussetzungen und der Wirtschaftlichkeit stellt die Krankenkasse in Zusammenarbeit mit dem Medizinischen Dienst fest, dass die Schiene kostengünstiger ist als der Peronaeusstimulator. Dennoch darf die Krankenkasse nicht eigenmächtig die Versorgung umstellen. Sie kann aber Rücksprache mit dem Arzt halten, ob nicht auch die Alternativversorgung möglich wäre. Stimmt dieser zu, kann die Versorgung mit der Schiene durchgeführt werden.

Ärztliche Verordnung – Beispiel 2

Bei gleicher Fallkonstellation kommt die Kasse bei der Prüfung zum Ergebnis, dass eine Peronaeusschiene keine Alternative darstellt und der Stimulator notwendig und auch sachgerecht ist. Sie stellt gleichzeitig fest, dass das verordnete Gerät X der Firma A bei gleicher Eignung teurer ist als das gleichwertige und gleichartige Gerät Y der Firma B. Da beide Geräte gleich gut geeignet sind und eine Umstellung nicht die Therapie beeinflusst, kann bei Sicherstellung einer adäquaten Anpassung und Einweisung auf das günstigere Hilfsmittel gewechselt werden. Es ist jedoch zu empfehlen, auch in diesem Fall mit dem behandelnden Arzt Rücksprache zu halten. Müssen am neuen Produkt therapeutisch relevante Einstellungen vorgenommen werden, etwa bei CPAP-Geräten, darf dies nur der Arzt vornehmen. Eine Einstellung durch den Lieferanten ist nicht möglich, es sei denn, der Arzt delegiert dies ausdrücklich.

Praxis-Tipp:

Hat eine Krankenkasse eine Verordnung des Arztes nur teilweise oder auf anderem Wege als verordnet erfüllt, so liegt nur eine Teilgenehmigung vor. Sie können eine Begründung verlangen und gegebenenfalls dagegen Widerspruch einlegen.

Muss überhaupt eine Verordnung vorliegen?

Die Hilfsmittel-Richtlinie berücksichtigt noch immer nicht die Änderung des § 33 SGB V, die durch Artikel 3 des Pflege-Neuausrichtungs-Gesetzes (PNG) seit dem 30.10.2012 gültig ist. Danach ist eine vertragsärztliche Verordnung für die Beantragung von Hilfsmitteln nur erforderlich, soweit eine erstmalige oder erneute ärztliche Diagnose oder Therapieentscheidung medizinisch geboten ist. Dies ist aber regelmäßig nur für Hilfsmittel zur Krankenbehandlung oder zur Vorbeugung einer drohenden Behinderung erforderlich. Denn hier liegt der erforderlichen Hilfsmittelversorgung immer auch ein therapeutisches und damit ärztlich zu verantwortendes Therapiekonzept zugrunde; es geht um die Krankenbehandlung im Sinne des § 27 SGB V.

Bei Produkten zum Behinderungsausgleich ist das in der Regel nicht der Fall. Hier geht es letztendlich „nur" um Leistungen, die Probleme des Alltags beseitigen sollen und nicht um Heilung, Linderung oder Vorbeugung einer Krankheit.

Verordnung – nicht immer der Regelfall

Zwar können die Krankenkassen eine vertragsärztliche Verordnung auch für behinderungsausgleichende Hilfsmittel als Voraussetzung für die Kostenübernahme verlangen, verzichten aber dann aktiv auf die Genehmigung der beantragten Hilfsmittelversorgung (vgl. § 33 Abs. 5a SGB V). D. h., der Arzt übernimmt hier die Prüfung, ob das Hilfsmittel im Sinne des § 12 SGB V notwendig, ausreichend und zweckmäßig ist. Die Kasse hat dann allenfalls noch die Wirtschaftlichkeit zu prüfen.

> **Wichtig:** Auch wenn ein behinderungsausgleichendes Hilfsmittel nicht zwingend durch den Arzt zu verordnen ist, ist es empfehlenswert, die Versorgung regelmäßig mit Ihrem Arzt zu besprechen. So haben einige Produkte neben dem Behinderungsausgleich gegebenenfalls auch therapeutische oder prophylaktische Wirkung.

Pflegehilfsmittel

Hilfsmittel der Pflegeversicherung (Pflegehilfsmittel) müssen ebenfalls nicht, können aber, durch einen Arzt verordnet werden. Auch hier reicht ein mündlicher oder schriftlicher Antrag – Letzteres ist aus Gründen der Nachvollziehbarkeit zu bevorzugen, um eine Versorgungsprüfung der Pflegekasse auszulösen. Die ärztliche Verordnung kann auch nicht nachträglich verlangt werden.

Die Pflegekassen beauftragen den Medizinischen Dienst oder andere unabhängige Gutachter mit der Prüfung, ob die Voraussetzungen der Pflegebedürftigkeit erfüllt sind und welcher Pflegegrad vorliegt. Im Rahmen dieser Prüfungen haben der Medizinische Dienst oder die von der Pflegekasse beauftragten Gutachter durch eine Untersuchung des Antragstellers die Beeinträchtigungen der Selbstständigkeit oder der Fähigkeiten zu erheben. Nach dem Gesetz, hier § 18 Abs. 6a SGB XI müssen die Gutachter dabei auch zur Hilfsmittelversorgung Stellung nehmen. Werden dabei Hilfsmittel empfohlen, ersetzt dies gegebenenfalls auch die ärztliche Verordnung und den Antrag auf Versorgung.

> **Praxis-Tipp:**
>
> *Besprechen Sie mit dem Pflegegutachter des MD die Hilfsmittelversorgung. Fragen Sie, welche Hilfsmittel und Pflegehilfsmittel in Ihrem Falle sinnvoll wären und bitten Sie um entsprechende Empfehlung im Gutachten. Zum genauen Ablauf lesen Sie bitte das nächste Kapitel.*

3

4.

Hilfsmittel und Pflegehilfsmittel der Gesetzlichen Krankenversicherung und sozialen Pflegeversicherung beantragen

Der Antrag auf Hilfsmittelversorgung.. 88

Prüfung des Versorgungantrags durch die Krankenkasse 95

Fristen bei der Hilfsmittelprüfung... 119

Ist eine Fristverlängerung möglich?... 123

Selbstbeschaffung bei Nichteinhaltung der Fristen 128

Der Antrag auf Hilfsmittelversorgung

Grundsätzlich werden Hilfsmittel der GKV nur auf Antrag des Versicherten erbracht. Ein Antrag in diesem Sinne ist rechtlich wirksam gestellt, wenn der Kasse eine Willenserklärung des Versicherten vorliegt, die auf den Beginn, die Fortsetzung, die Änderung oder Ergänzung einer Hilfsmittelversorgung gerichtet ist.

Eine Willenserklärung muss vorliegen

Die Willenserklärung stellt den Start eines durch das Gesetz reglementierten Verwaltungsverfahrens im Sinne des § 8 SGB X dar.

> **Wichtig:** Ein Verwaltungsverfahren ist die nach außen wirkende Tätigkeit des Sozialleistungsträgers (hier die Krankenkasse), die auf die Prüfung der Voraussetzungen, die Vorbereitung und den Erlass eines Verwaltungsaktes (hier Bewilligung oder Ablehnung einer Hilfsmittelversorgung) gerichtet ist. Auch das Bewilligungsverfahren über eine vertragsärztlich verordnete Leistung (hier das Hilfsmittel) ist ein Verwaltungsverfahren.

Sie sind kein Bittsteller

In diesem Sinne haben Sie als Empfänger der Leistungsbescheide zur Hilfsmittelversorgung einen Beteiligtenstatus (vgl. § 12 SGB X). Sie treten der Krankenkasse nicht als unmündiger Ratsuchender gegenüber, sondern als mündiger Antragsteller. Bedenken Sie immer: Es geht um IHRE Ansprüche auf die Versorgung mit einem konkreten Hilfsmittel.

Formloser Antrag

Die Antragstellung selbst ist grundsätzlich nicht an eine bestimmte Form oder vorgegebene Formulare gebunden, sodass die Anträge schriftlich (z. B. per Post, Mail) oder mündlich (z. B. telefonisch) oder durch konkludentes Handeln (schlüssiges, logisch nachvollziehbares und zielgerichtetes Vorgehen) gestellt werden können.

> **Praxis-Tipp:**
>
> *Obwohl die Antragstellung formfrei ist und Sie einen Antrag sogar mündlich per Telefon stellen können, sollten Sie – wenn möglich – die Schriftform bevorzugen, da diese im Streitfall wesentlich einfacher nachzuvollziehen ist und auch alle wichtigen Informationen sicher mitgeliefert werden können.*

Schriftlicher Antrag

Ein Antrag auf Versorgung mit einem Hilfsmittel wird meist schriftlich bei einer Krankenkasse gestellt. Sie sind hierbei nicht an bestimmte Vorgaben oder Inhalte gebunden. Allerdings ist es zu empfehlen, dass der Antrag immer möglichst vollständig gestellt wird, vergleiche die Checkliste und dazugehörigen Hinweise am Ende des Kapitels.

> **Praxis-Tipp:**
>
> *Auch die Vorlage einer ärztlichen Verordnung, entweder durch Sie selbst oder aber durch Dritte, z. B. einem Leistungserbringer, ist als Antrag zu werten.*

Wichtig: Die Wirksamkeit des Antrags hängt aber nicht davon ab, dass dieser vollständig gestellt worden ist, sofern das Begehren nach einem Hilfsmittel unmissverständlich zum Ausdruck gebracht worden ist. Die Krankenkassen sind verpflichtet, darauf hinzuwirken, dass unverzüglich klare und sachdienliche Anträge gestellt und unvollständige Angaben ergänzt werden.

Persönliche Antragstellung nicht erforderlich

Sie können zur Antragstellung auch eine andere Person, etwa einen Verwandten oder einen Hilfsmittelexperten ermächtigen. Sie können sogar einen Hilfsmittellieferanten, etwa ein Sanitätshaus, beauftragen. Der Antrag bedarf weder zwingend einer Unterschrift noch einer Einverständniserklärung, allerdings muss die Einbeziehung des Versicherten deutlich werden. Die Vollmacht ist auf Verlangen der Kasse gegebenenfalls schriftlich nachzuweisen.

> **Praxis-Tipp:**
>
> *Sowohl bei einer mündlichen als auch bei einer Antragstellung durch Dritte sollten Sie sich das Datum der Antragstellung durch die Krankenkasse bestätigen lassen. Im Streitfall haben Sie es dann leichter, den Eingang des Antrags zu belegen.*

Antrag per Fax oder E-Mail

Wird die Willenserklärung gegenüber der Kasse in deren Abwesenheit abgegeben, wird sie gemäß § 130 Abs. 1 i. V. m. Abs. 3 BGB in dem Zeitpunkt wirksam, in dem sie der Kasse zugeht. Auch eine elektronische Übertragung per E-Mail oder Telefax ist möglich, wobei die Nachricht als zugestellt gilt, wenn das Fax vollständig übertragen bzw. die Mail in der Mailbox der Krankenkasse abrufbar ist. Bei Übermittlung nach dem üblichen Geschäftsschluss gilt der nächste Arbeitstag als Zugangstag. Zu beachten ist, dass der Antragsteller das Risiko der Übermittlung und damit auch des Zugangs trägt und die Berechnung der Fristen tagesgenau erfolgt.

> **Praxis-Tipp:**
>
> *Drucken Sie sich die E-Mail bzw. das Fax und das dazugehörige Sendeprotokoll aus. Bitten Sie im Anschreiben zudem um eine Eingangsbestätigung. Im Streitfall haben Sie es dann leichter, den Eingang des Antrags zu belegen.*

Wichtig: Für den Zugang eines Antrags über ein Postschließfach gilt, dass Briefe nicht schon mit dem Einsortieren in das Postfach, sondern erst mit dem Zeitpunkt zugegangen sind, in welchem das Postschließfach normalerweise geleert wird.

Konkrete Informationen erforderlich

Beachten Sie, dass für eine individuelle Einzelfallversorgung auch stets individuelle, den Einzelfall begründende Anträge und Unterlagen vorgelegt werden müssen. Vermeiden Sie daher vorformulierte Floskeln, seien Sie so konkret wie möglich.

> *Praxis-Tipp:*
>
> *Viele Hilfsmittelhersteller, Leistungserbringer und auch andere Institutionen bieten Formschreiben und Formulare an, die Sie bei der Antragstellung unterstützen sollen. Verwenden Sie diese – wenn überhaupt – nur als eine weitere Formulierungshilfe. Pauschale, d. h. nicht individuell auf Ihren persönlichen Einzelfall eingehende Anträge werden von den Krankenkassen abgelehnt.*

Verwaltungsverfahren

Ein Antrag löst bei der zuständigen Stelle einen Automatismus aus. Er ist der Beginn des Verwaltungsverfahrens, auf den immer die gleichen Prüfungsschritte folgen. Sorgen Sie also dafür, dass alle „Knöpfe in der richtigen Reihenfolge geknöpft werden". Nur dann ist das Ergebnis repräsentabel und wird Ihren Erwartungen entsprechen. Der Antrag steuert das Verwaltungsfahren. Der Antrag sollte möglichst immer schriftlich gestellt werden und dem „5-W-Prinzip" (Wer? Was? Wie? Warum? Womit?) folgen.

Checkliste 5-W-Prinzip

▨ Wer?

Der Antrag muss Angaben zur Person, wie Name, Anschrift, Versicherungsnummer, Angaben zur Art der Behinderung, Krankheit etc. enthalten. Sofern ein Pflegegrad vorliegt, sollte dieser erwähnt und auf die entsprechenden Begutachtungsunterlagen verwiesen werden. Benennen Sie Ansprechpartner, die fundierte Auskünfte bei Nachfragen geben können (Pflegepersonen, Arzt, Angehörige). Stimmen Sie sich vorher mit diesen Personen ab. Legen Sie Vollmachten vor. Beschreiben Sie die jeweilige Lebens- und Wohnsituation und benennen Sie gegebenenfalls die Institutionen, die die Pflege übernommen haben.

▨ Was?

Es sollte deutlich beschrieben werden, welches Hilfsmittel wofür benötigt wird und welche Hilfe vom Kostenträger erwartet wird. Geben Sie möglichst detailliert die benötigte Versorgung vor. Begründen Sie, warum Sie die konkreten Hilfsmittel benötigen. Fügen Sie Verordnungen bei.

- **Wie?**
  Der Antrag sollte auch mit einer Darstellung der zu erreichenden Versorgungsziele und einer Prognose ergänzt werden. Gegebenenfalls sind Prognosen von Experten (Therapeuten, Ärzten usw.) beizufügen.

- **Warum?**
  Die Notwendigkeit der beantragten Maßnahme sollte mit klaren und präzisen Worten dargestellt werden. Auch wenn Sie sich kurz fassen wollen, schildern Sie alle Umstände. Im Zweifel lieber einen Satz mehr als zu wenig. Möglicherweise vorhandene Gutachten und Informationen sowie Stellungnahmen sollten beigefügt werden. Wenn Sie Originale einreichen, machen Sie Kopien!

- **Womit?**
  Fragen Sie im Zweifel beim Kostenträger nach. Gemäß § 14 SGB I hat die zuständige Behörde die Pflicht, Sie umfassend zu beraten. Dabei sind nicht nur die von Ihnen gestellten Fragen zu beantworten. Der jeweilige Sachbearbeiter hat im Beratungsgespräch von sich aus möglicherweise bedeutsame Umstände anzusprechen und auf mögliche Vergünstigungen hinzuweisen. Auch der Medizinische Dienst hat die Aufgabe, bei Hilfsmittel-Begutachtungen nach § 275 SGB V zu beraten. Bitten Sie um eine schriftliche Bestätigung der in der Beratung erhaltenen Auskünfte. Eine Rechtspflicht hierzu besteht jedoch nicht. Weitere Informationen dazu finden Sie im Abschnitt „Beratung und Begutachtung" des nächsten Kapitels.

Bauen Sie Ihren Antrag für Hilfsmittel zur medizinischen Rehabilitation immer gemäß folgender Checkliste auf:

Antragsschreiben

- Diagnose und Gesundheitszustand, ICD-10 Code, Angabe der Grunderkrankung und relevanter Nebendiagnosen
- Funktionelle und strukturelle Schädigung, betroffene Körperstrukturen (Organe und Körperteile) und Körperfunktion(en), z. B. Kraftverlust in Armen und Beinen

- Fähigkeitsstörung, beeinträchtigte Aktivität, relevante körperliche und geistige Tätigkeiten die nicht mehr / nur eingeschränkt / noch möglich sind; Grundbedürfnisse die betroffen sind (z. B. Gehen, Stehen, Sitzen, Liegen)
- Folge der Behinderung, Auswirkung auf Teilhabe, Aktivitäten im Rahmen der Grundbedürfnisse die nicht mehr / nur eingeschränkt / noch möglich sind, z. B. nicht mehr Einkaufen können, nicht mehr Zeitung lesen können
- Versorgungsziele, die erreicht werden sollen, Benennung der Versorgungsziele unter Beachtung der speziellen Aufgaben der GKV, z. B. selbstständig wieder zur Toilette gehen, selbstständig die Wohnung verlassen können
- Versorgungsrelevante Kontextfaktoren zur Person, z. B. Erfahrung (Wissen), Motivation und der Wille das Hilfsmittel zu nutzen, Akzeptanz
- Versorgungsrelevante Kontextfaktoren zur Umwelt, z. B. Angaben zur Hilfsmittelsituation, zum begehrten Hilfsmittel selbst, Wohn- und Lebensumfeld, Abwägung von weniger geeigneten Alternativen
- Formulieren Sie, warum das begehrte Hilfsmittel notwendig, ausreichend und zweckmäßig ist.
- Benennen Sie das gewünschte Hilfsmittel möglichst konkret und beschreiben Sie die erforderlichen Funktionen.

Verordnungshilfen für besonders schwierige Verordnungsgebiete

Die Berücksichtigung aller individuellen Umstände verkompliziert die Auswahl, den Vergleich und die Beurteilung von Hilfsmitteln sowie die gesamte Versorgung. Aus diesem Grunde wurden für einige besonders schwierige Versorgungsgebiete, wie etwa die Prothesen- oder Dekubitusversorgung, spezielle Verordnungshilfen – sogenannte Erhebungsbögen – auf Basis der jeweils aktuellen medizinischen und pflegerischen Erkenntnisse entwickelt. Mithilfe dieser Erhebungsbögen ist es möglich, den individuellen Versorgungsbedarf und die für die Erkrankung bzw. Behinderung zugrunde liegenden körperlichen Defizite leichter zu ermitteln und ergänzende, für die Entscheidung des Kostenträgers wichtige Informationen zu liefern. Der Versorgungsprozess wird so gegebenenfalls wesentlich beschleunigt und eine adäquate Versorgung sichergestellt. Teilweise werden auch durch den Medizinischen Dienst und/oder die Kostenträger regional genutzte Erhebungsbögen zur Verfügung gestellt.

> **Praxis-Tipp:**
>
> *Auch wenn die Erhebungsbögen nicht zwingend zu nutzen sind, können sie doch eine erhebliche Hilfe darstellen. Fragen Sie daher bei den Kostenträgern sowie beim regionalen Medizinischen Dienst vor der geplanten Verordnung nach speziellen Erhebungsbögen. Auch der Leistungserbringer ist oftmals durch Verträge mit der Krankenkasse an bestimmte Erhebungsbögen gebunden. Achten Sie darauf, dass diese auch vollständig ausgefüllt und dem Leistungsträger vorgelegt werden.*

Zudem können Erhebungsbögen dazu genutzt werden, bei strittigen oder kostspieligen Hilfsmittelversorgungen den durch den Gesetzgeber geforderten Beweis der zweckmäßigen, ausreichenden und wirtschaftlichen Versorgung zu erbringen. Das verdeutlicht auch folgendes Beispiel:

Beispiel: Verordnung von Dekubitushilfsmitteln zur Prophylaxe

Bei einem bettlägerigen achtzigjährigen Patienten wurde trotz umfangreicher und fachgerechter Pflege ein Risiko für einen Dekubitus (Druckgeschwür, Wundliegen) festgestellt.

Durch den Arzt wurde daraufhin ein „Lagerungssystem zur Prophylaxe" ohne weitere Begründung oder Benennung spezifischer Anforderungen verordnet. Es wird lediglich auf die Bettlägerigkeit verwiesen.

Die Kasse lehnt die Versorgung nach Prüfung ab, da kein spezifisches Risiko, sondern nur ein allgemeines alterstypisches Risiko vorläge und die Prophylaxe damit nicht Aufgabe der GKV wäre.

Die Kasse konnte nicht anders entscheiden, da sie keine Anhaltspunkte für die Notwendigkeit der Versorgung hatte. Wäre die Hilfsmittelverordnung mit ausführlicher Begründung und weiteren Daten zum individuellen Einzelfall ergänzt worden, hätte die Kasse anders entscheiden müssen und können. Gemäß Urteil des Bundessozialgerichts vom 24.09.2002 (Aktenzeichen B 3 KR 15/02 R) ist es eindeutig, dass beim Einsatz eines Anti-Dekubitushilfsmittels im Rahmen eines ärztlichen Behandlungskonzepts zur Behandlung von oder zur Nachsorge nach akuten Dekubitalgeschwüren der Aspekt der Behandlungspflege im Vordergrund steht und damit die Leistungspflicht der Krankenkasse begründet ist. Diese Leistungspflicht entsteht aber nicht erst dann, so das BSG weiter, wenn es um die Behandlung eines bereits bestehenden Druckgeschwürs geht, sondern stets, wenn nach ärztlicher Einschätzung die Entstehung eines Dekubitus ohne den Einsatz eines speziellen Hilfsmittels unmittelbar droht.

Der verordnende Arzt hätte also in einem Begleitschreiben zunächst auf das akute Risiko explizit hinweisen müssen, damit die Kasse einen Handlungsbedarf überhaupt erkennen kann. Da aber für die Krankenkasse die Verordnung nachvollziehbar und auch nachprüfbar sein muss – sonst könnte sie ja nicht die Vorgaben des § 12 SGB V zur Prüfung der Notwendigkeit sowie der ausreichenden, zweckmäßigen und wirtschaftlichen Versorgung erfüllen – sollte der Arzt auch begründen, wie er zu der Erkenntnis gelangt, dass ein solch hohes unmittelbares Risiko im Einzelfall besteht. Hierzu ständen, so das Bundessozialgericht weiter, auch standardisierte Parameter in Form von Skalen oder Erhebungsbögen zur Verfügung, die eine verlässliche Beurteilung der Frage zulassen, in welchen Fällen der Einsatz eines speziellen Hilfsmittels zur Vermeidung eines krankhaften Zustandes bzw. Behandlung desselben erforderlich ist. Die regelmäßige Erhebung des Dekubitusrisikos wird durch die Pflege geleistet und dokumentiert. Die Dokumentationen hätten also der Verordnung mit fachpflegerischer Stellungnahme ebenfalls beigefügt werden können.

Prüfung des Versorgungantrags durch die Krankenkasse

Über die Anträge des Versicherten muss die Krankenkasse in einer angemessenen, im Gesetz geregelten Frist entscheiden und darüber einen Bescheid erstellen. Jede Hilfsmittelversorgung ist nicht nur im Einzelfall zu begründen, sondern auch im Einzelfall auf Notwendigkeit zu prüfen. Die Prüfung umfasst dabei einen rechtlichen Teil, der von der Krankenkasse zu bewerten ist. Der medizinische Teil wird im Auftrag der Krankenkasse durch den Medizinischen Dienst geprüft. Die Krankenkasse muss dann beide Prüfungsergebnisse zu einer Entscheidung zusammenführen und unter Berücksichtigung der individuellen Umstände bewerten. Pauschale Ablehnungen nach dem Motto „Das haben wir doch noch nie bezahlt" oder „Derartige Hilfsmittel sind generell ungeeignet" sind damit nicht erlaubt.

4

> **Wichtig:** Sollten Sie eine pauschale, nicht nachvollziehbare Auskunft oder gar Ablehnung Ihrer Krankenkasse erhalten, verlangen Sie eine detaillierte Begründung für die jeweilige Entscheidung. Nur dann können Sie gegebenenfalls weitere Schritte einleiten.

Prüfung im Einzelfall

Zur einheitlichen und überprüfbaren Ermittlung des individuellen Rehabilitationsbedarfs, d. h. hier des Bedarfs für Hilfsmittel der medizinischen Rehabilitation, müssen die Rehabilitationsträger gemäß § 13 SGB IX systematische Arbeitsprozesse und standardisierte Arbeitsmittel (Instrumente) nach den für sie jeweils geltenden Leistungsgesetzen verwenden. Zur Beurteilung der Umstände der Notwendigkeit der Versorgung mit Hilfsmitteln ist gemäß § 6 Hilfsmittel-Richtlinie nicht allein eine medizinische Diagnose (z. B. Muskelschwund) heranzuziehen. Vielmehr sind, wie auch bei der Verordnung ausgeführt, in die Gesamtbetrachtung folgende Punkte einzubeziehen:

- Strukturelle oder funktionelle Schädigungen
  Strukturelle Schädigungen sind z. B. fehlende Gliedmaßen oder Organe. Dagegen fehlen zwar bei einer funktionellen Schädigung nicht die Gliedmaßen oder Organe, sie können aber nicht oder nur eingeschränkt genutzt werden. Die Körperfunktion ist in beiden Fällen nicht in ausreichendem Maße gegeben.
- Beeinträchtigungen der Aktivitäten (Fähigkeitsstörungen)

Bedingt durch die Schädigungen kommt es zu Störungen der Aktivität. So ist z. B. durch ein fehlendes Bein die Fähigkeit des Stehens und Gehens verloren gegangen. Dies hat unmittelbare Auswirkungen auf die Aktivitäten des täglichen Lebens, sodass Sie in Ihrer Teilhabe eingeschränkt sind. Es liegt eine Behinderung vor.

- Noch verbliebene Aktivitäten und eine störungsbildabhängige Diagnostik

  Während die ersten beiden Punkte eher die negativen Umstände beschreiben, werden hier die positiven Umstände berücksichtigt. Auch diese haben großen Einfluss auf die Hilfsmittelauswahl.

Die Erhebungsinstrumente nach § 13 SGB IX sollen eine individuelle und funktionsbezogene Bedarfsermittlung gewährleisten und die Dokumentation und Nachprüfbarkeit der Bedarfsermittlung sichern. Dazu müssen sie insbesondere erfassen,

1. ob eine Behinderung vorliegt oder einzutreten droht,
2. welche Auswirkung die Behinderung auf die Teilhabe der Leistungsberechtigten hat,
3. welche Ziele mit Leistungen zur Teilhabe erreicht werden sollen und
4. welche Leistungen im Rahmen einer Prognose zur Erreichung der Ziele voraussichtlich erfolgreich sind.

> **Praxis-Tipp:**
>
> *Sie haben in Schritt 1 (Ermitteln des Hilfebedarfs) diese Daten für sich erhoben und dokumentiert. Sofern Sie sorgfältig vorgegangen sind, können Sie nun damit den Versorgungantrag begründen. Legen Sie daher die Ergebnisse Ihrem Antrag bei. Sofern eine ärztliche Verordnung verlangt wird, sollte der Arzt diese Begründung ebenfalls bestätigen.*

Die Hilfsmittel-Richtlinie verlangt weiter, dass bei der Hilfsmittelprüfung auf der Grundlage realistischer, für den Versicherten alltagsrelevanter Anforderungen und unter Berücksichtigung der individuellen Kontextfaktoren in Bezug auf Ihre Person sowie Ihr Umfeld folgende Aspekte einer Hilfsmittelversorgung zu ermitteln sind:

- der Bedarf für das Hilfsmittel
- die Fähigkeit zur Nutzung des Hilfsmittels

- die Prognose (d. h., wie wird sich die Situation verändern)
- das Ziel der Hilfsmittelversorgung (möglichst mit zeitlichem Horizont)

> **Praxis-Tipp:**
>
> *Sie haben diese Daten größtenteils in Schritt 2 (Zielformulierung – Was will ich erreichen?) ermittelt. Legen Sie daher die Ergebnisse Ihrem Antrag bei. Sofern eine ärztliche Verordnung verlangt wird, sollte der Arzt diese Daten ebenfalls bestätigen.*

Wichtig: Auch wenn viele Leistungserbringer und Ärzte die o. g. Vorgaben der Hilfsmittel-Richtlinie nicht kennen, sollten Sie dennoch versuchen, entsprechend vorzugehen. Spätestens dann, wenn die Krankenkasse eine Begutachtung durch den Medizinischen Dienst einfordert, um die Ansprüche zu prüfen, werden die Informationen benötigt. Sie ersparen sich damit Rückfragen und somit gegebenenfalls auch Verzögerungen.

Beratung und Begutachtung bei der Hilfsmittelversorgung

Der MD hat zu prüfen

Nach § 275 SGB V muss die Krankenkasse bei der Erbringung von Leistungen, insbesondere zur Prüfung von Voraussetzungen, Art und Umfang der Leistung (des Hilfsmittels), eine gutachtliche Stellungnahme des MD einholen, wenn Art, Schwere, Dauer oder Häufigkeit der Erkrankung bzw. des Krankheitsverlaufs dies erforderlich machen. Als „Muss-Vorschrift" hat der Gesetzgeber damit deutlich zu verstehen gegeben, dass die medizinischen Sachverhalte bei der Leistungsprüfung nicht alleine durch die Krankenkasse, sondern zwingend durch den MD zu prüfen sind. Dies dient der Sicherstellung, dass Entscheidungsempfehlungen über medizinische Sachverhalte nur durch kundige und neutrale Personen abgegeben werden. Zudem wird im weiteren Verlauf des § 275 SGB V festgelegt, dass die Kassen durch den MD vor Bewilligung eines Hilfsmittels prüfen lassen können, ob das Hilfsmittel erforderlich ist.

Inhalte einer MD-Prüfung

Stellungnahmen durch den MD gegenüber der Krankenkasse erfolgen im Rahmen von Gutachten. Diese können entweder eine kurze, ergebnisorientierte Mitteilung oder ein ausführliches Gutachten darstellen; dies ist abhängig von der Beauftragung und den Fragestellungen der Krankenkassen. Beide Arten der Stellungnahme sollen der Krankenkasse alle erforderlichen Informationen liefern, damit sie eine abschließende Leistungsentscheidung treffen kann.

Die Beratung und Begutachtung nach § 275 SGB V durch den MD kann sich in Abhängigkeit von der Fragestellung der Krankenkasse beziehen auf

- die Notwendigkeit des Versorgungsvorschlages bzw. der Versorgung, inklusive der Fragestellung, ob vorhandene Hilfsmittel weiter benötigt werden,
- die medizinische Indikation des Versorgungsvorschlages bzw. der Versorgung,
- die Zweckmäßigkeit des Versorgungsvorschlages bzw. der Versorgung,
- die Qualität des Versorgungsvorschlages bzw. der Versorgung,
- die Auswahl eines (alternativen) Hilfsmittels,
- alternative Maßnahmen anstelle einer Hilfsmittelversorgung,
- ergänzende Maßnahmen zur Unterstützung der Hilfsmittelversorgung,
- ergänzende Maßnahmen wie Einweisung (Ausbildung), Anpassung, Reparatur oder Änderung von Hilfsmitteln,
- die Übereinstimmung der Verordnung mit den tatsächlichen Versorgungsvorschlägen des Leistungserbringers.

Oftmals wird durch die Krankenkasse auch die Prüfung der Wirtschaftlichkeit des Versorgungsvorschlages bzw. der Versorgung erfragt. Primär werden durch den MD medizinische und pflegerische Fragestellungen beantwortet. Die Kassen wenden sich aber auch mit technischen und wirtschaftlichen Fragestellungen an den MD, der diese, soweit er dazu in der Lage ist, auch beantwortet. Der MD wird daher die (zusätzliche) Einbeziehung technischen Sachverstandes durch z. B. Orthopädiemechaniker, Orthopädieschuhmacher, Augen-optiker, Hörgeräteakustiker, Medizintechniker und -ingenieure bei der Beratung und der Begutachtung erwägen.

> **Wichtig:** Der MD trifft niemals eine Leistungsentscheidung. Dies ist allein Aufgabe der Krankenkasse. Der MD stellt lediglich fest, ob ein Hilfsmittel medizinisch notwendig, ausreichend und zweckmäßig ist. Er liefert damit die grundlegenden Informationen für eine Entscheidung der Krankenkasse.

Aktenlage

Die Gutachten werden entweder nach Aktenlage oder aufgrund per-sönlicher Befunderhebung erstellt. Die Befunderhebung kann entweder in der MD-Beratungsstelle oder im Rahmen eines Haus-, Kranken-haus- bzw. Heimbesuchs in Einrichtungen erfolgen. Auch dies ist von der Fragestellung der Krankenkasse abhängig. Die Krankenkassen sind auf Basis des § 276 SGB V verpflichtet, dem MD die für die Begut-achtung erforderlichen Unterlagen vorzulegen und alle erforderlichen Auskünfte zu erteilen. Soweit die Informationen und Unterlagen nicht vorliegen, werden sie z. B. durch Arztanfragen und Versendung von Erhebungsbögen mit der Bitte um ergänzende Stellungnahme zur Hilfs-mittelversorgung, Anfragen an den Versicherten und beim Hilfsmittel-Leistungserbringer beschafft.

> *Praxis-Tipp:*
>
> ■ *Je mehr Informationen Sie mit Ihrem Hilfsmittelantrag liefern, desto präziser kann die Stellungnahme des MD ausfallen. Eine persönliche Begutachtung oder das Anfordern fehlender Informationen von Ihnen oder Dritten (etwa dem Hilfsmittellieferanten) ist so gegebenenfalls nicht notwendig und das Verfahren kann beschleunigt werden.*
>
> ■ *Kommt es zu einer persönlichen Begutachtung, halten Sie alle für den Gutachter wichtigen Unterlagen bereit. Nutzen Sie auch die von Ihnen in den ersten Schritten aufgestellten Überlegungen zur Hilfsmittelver-*

sorgung. Die Gutachter sind angehalten, alle (!) relevanten Informationen und Ergebnisse ihrer Stellungnahme zu berücksichtigen.

- *Sofern Sie Hilfestellung durch Dritte, etwa einem Pflegedienst oder Verwandte erhalten, sollten diese bei der Begutachtung ebenfalls vor Ort sein.*
- *Stellen Sie dem Gutachter auch Ihre Fragen. Aufgabe des MD ist auch die Hilfsmittelberatung.*
- *Es kann sinnvoll sein, Fotos oder Videos der jeweiligen Versorgungssituation bei der Begutachtung bereitzuhalten. Diese können z. B. zunächst die Probleme ohne Hilfsmittelversorgung zeigen und dann die beim Ausprobieren eines Hilfsmittels erreichten Erfolge. Unterschätzen Sie nicht die Stresssituation einer Begutachtung. MDK-Gutachter sind zwar gehalten und auch geschult, diesen Umstand zu berücksichtigen, doch ist das nicht immer eindeutig möglich. Hier können z. B. in Ruhe und ohne Stress aufgenommene Videosequenzen wertvolle Informationen bieten. Liefern Sie diese Daten aber nicht vorab an die Krankenkasse. Bieten Sie vielmehr an, die Informationen im Rahmen der Begutachtung zur Verfügung zu stellen. So kommen Sie Ihrer Mitwirkungspflicht nach, behalten aber dennoch die Hoheit über Ihre Daten.*
- *Wenn Sie Unterlagen und Daten an die Krankenkasse senden, sprechen sie zugleich eine Erlaubnis der Weitergabe an den MD aus.*

Checkliste: Üblicherweise sind folgende Angaben und Unterlagen zur Prüfung erforderlich/sinnvoll

- Stammdaten des Versicherten (Name, Vorname, Geburtsdatum, Adresse)
- Vertragsärztliche Verordnung entsprechend den Hilfsmittel-Richtlinien mit Angabe der Diagnose(n), der Indikation(en), des Hilfsmittels bzw. der Hilfsmittelpositionsnummer, wenn möglich die Gesamtbetrachtung nach § 6 der Hilfsmittel-Richtlinie
- Beschreibung der aus der Krankheit/Behinderung erwachsenden Funktionseinschränkungen und -störungen sowie deren Auswirkungen auf die Aktivitäten des täglichen Lebens im Rahmen der Grund-

bedürfnisse; auch, wie und in welchem Umfang das Hilfsmittel zur Problemlösung beiträgt

- Kostenvoranschlag des Leistungserbringers
- Angaben über die bisherige Versorgungssituation
- (Soweit erforderlich) Angaben zur wohnlichen Situation (z. B. Häuslichkeit, Wohnheim, Altenheim)
- (Soweit erforderlich) Angaben zur beruflichen bzw. schulischen Integration
- (Soweit möglich) vorliegende Pflegegutachten, Angaben zum Pflegegrad
- (Soweit möglich und für die Beurteilung relevant) Versichertenhistorie inklusive Krankenhausaufenthalte, Rehabilitationsmaßnahmen, Arbeitsunfähigkeitsdiagnosen
- (Soweit möglich) Angaben zu anerkannten Versorgungsleiden, Arbeitsunfallfolgen und Berufskrankheiten
- (Soweit vorliegend) Angaben zum beantragten Hilfsmittel, ggf. auch Benennung von Leistungserbringern des jeweiligen Versorgungsbereiches

Entscheidungsfristen

Wichtig: Die Krankenkasse hat über einen Antrag auf Hilfsmittel zügig, spätestens bis zum Ablauf von drei Wochen nach Antragseingang zu entscheiden. Ist eine gutachtliche Stellungnahme des MD erforderlich, beträgt die Frist fünf Wochen (siehe auch Kapitel „Fristen bei der Hilfsmittelprüfung").

Aufgaben der Krankenkasse

Die Krankenkasse hat eine eigene Prüfkompetenz nur hinsichtlich der rechtlichen Rahmenbedingungen der beantragten Hilfsmittelversorgung. Sie muss zwar eine leistungsrechtliche Beurteilung gemäß § 12 SGB V durchführen und hat dabei auch die medizinischen Aspekte zu berücksichtigen, diese müssen sich aber zwingend aus der MD-

Stellungnahme nach § 275 SGB V ergeben. D. h. die Kasse prüft selbstständig die formalrechtlichen, gegebenenfalls auch technische, nicht aber die medizinischen Aspekte der Hilfsmittelversorgung. Letzteres ist ausschließlich Aufgabe des MD. So verstößt z. B. gemäß Urteil vom 09.07.2013 des Landgerichts Halle (Saale) der Einsatz von privaten Gutachterdiensten bei der Hilfsmittelbegutachtung gegen geltendes Recht.

> ### *Praxis-Tipp:*
>
> ▨ *Sie haben grundsätzlich die Möglichkeit, den Einsatz eines solchen Beraters unter Hinweis auf die geltende Rechtslage zu verweigern. Beachten Sie dann aber unbedingt die folgenden Praxis-Tipps und das folgende Kapitel.*
>
> ▨ *Bevor Sie gegebenenfalls einer Beratung zustimmen, sollten Sie aber auf jeden Fall vorher nach der Unabhängigkeit, Qualifikation und Ausbildung des Beraters fragen. Versichern Sie sich, ob dieser über eine entsprechende Ausbildung und Berufserfahrung verfügt, um Ihre konkrete Versorgung beurteilen zu können. Verlangen Sie, dass die Berater entsprechend ausgebildet sind – z. B. als Pflegekraft – und auch über das erforderliche technische Hilfsmittelwissen verfügen. Lassen Sie sich diese Angaben belegen.*
>
> ▨ *Auch wenn sich die Berater häufig als „Medizinprodukteberater" ausweisen, muss das keinen Qualifikationsnachweis darstellen. Es handelt sich nicht um einen anerkannten Ausbildungsberuf oder einen besonders gesicherten oder geprüften Eignungsnachweis. Fragen Sie gezielt, warum der Medizinprodukteberater sich als solcher bezeichnet und welche Qualifikation sich dahinter verbirgt. Oftmals sind es nur wenige Stunden Kurs bei einem Hilfsmittelhersteller.*
>
> ▨ *Bestehen Sie darauf, dass Sie nach der Beratung eine Kopie des Beratungsberichts erhalten.*
>
> ▨ *Wenn Sie einer Beratung zustimmen, tun Sie dies immer unter dem Vorbehalt, dass Sie auch noch eine zusätzliche Begutachtung und Beratung durch den MD verlangen.*
>
> ▨ *Bestehen Sie darauf, dass Ihre persönlichen Daten und Informationen zur Gesundheit, Krankheit und Behinderung nicht wahllos an weitere Personen und Institutionen weitergegeben werden dürfen. Ärztliche MD-*

4

Gutachter unterliegen der ärztlichen Schweigepflicht bzw. haben eigene strenge Regeln zum Sozialdatenschutz zu beachten. Dies ist bei einem externen Dienst nicht zwingend gegeben. Die Krankenkasse darf ihre Daten nicht ohne Weiteres weitergeben.

Beratung durch Krankenkassen

Häufig werden die durch die Krankenkassen beauftragten Dienste nicht als Gutachter, sondern unter Bezug auf § 14 SGB I als Berater bezeichnet. § 14 SGB I bestimmt, dass jeder einen Anspruch auf Beratung über seine Rechte und Pflichten nach dem Sozialgesetzbuch hat. Zuständig für die Beratung sind die Leistungsträger – hier die Krankenkassen –, denen gegenüber die Rechte geltend zu machen oder die Pflichten zu erfüllen sind. § 15 SGB I ergänzt, dass eine Auskunftspflicht des Leistungsträgers (d. h. der Krankenkasse) vorliegt.

Zwangsberatung nicht zulässig

Hieraus kann aber nicht abgeleitet werden, dass eine Pflicht für die Versicherten der GKV zur Inanspruchnahme der Beratung besteht, d. h., eine „Zwangsberatung" darf nicht durchgeführt werden und die Kasse darf nicht unaufgefordert einen „Reha-" oder „Hilfsmittelberater" zur Versichertenberatung einsetzen. So sind etwa in einem laufenden Antragsverfahren die Versicherten im Rahmen von Hausbesuchen oder Telefonkontakten darüber aufzuklären. Doch selbst wenn der Versicherte freiwillig die ihm zustehende Beratung einfordert, etwa weil die Kasse ihm ein Beratungsangebot per Infobrief unterbreitet, ist die Hilfsmittelberatung im Einzelfall durch den MD durchzuführen. Der in § 275 SGB V beschriebene Verfahrensweg stellt die Hilfsmittelberatung ausschließlich in den Aufgabenbereich des MD. Ein Beratungsangebot per Infobrief ist dabei zulässig, darf aber nicht mit der Androhung verbunden sein, dass bei „Nicht-Beratung" Nachteile für Sie entstehen können.

> **Praxis-Tipp:**
>
> ▪ *Die Kontaktaufnahmen mit dem Ziel, sich im Rahmen des § 14 SGB I über Rechte und Pflichten nach dem SGB V (z. B. über bestimmte Hilfsmittel und gegebenenfalls zu erfüllende Voraussetzungen) von der Krankenkasse beraten zu lassen, sind nicht als Hilfsmittelantrag zu werten. Allerdings kann sich aus einer Beratung ergeben, dass der Versicherte einen Antrag stellt. Weisen Sie jeweils ausdrücklich darauf hin, was Sie beabsichtigen (Antrag stellen oder keinen Antrag stellen).*
>
> ▪ *Auch die gelegentlich vorzufindende Praxis, im Rahmen von Beratungsbesuchen privater Gutachter oder Berater bei laufenden Widerspruchsverfahren vorbereitete Einverständnis- oder gar Rücknahmeerklärungen vorzulegen, ist nicht durch das Gesetz gedeckt und sollte von Ihnen rigoros abgelehnt werden.*

Datenschutz beachten

Nach einem Urteil des Bundessozialgerichts vom 10.12.2008 (Aktenzeichen B 6 KA 37/07 R) gilt, dass die Weitergabe von Patientendaten nur in den Fällen und in dem Umfang erlaubt ist, wie es das SGB V explizit gestattet; die allgemeinen Regelungen des Datenschutzes, welche die Datenübermittlung bei Vorliegen einer Einwilligungserklärung des Betroffenen erlauben, finden insoweit keine Anwendung. Somit dürfen z. B. keine Patientendaten durch einen Hilfsmittelleistungserbringer oder eine Krankenkasse an private Gutachter- und Beratungsdienste weitergegeben werden. Dies dürfen nur Sie selbst veranlassen. Inzwischen wurden diese Vorgaben auch gesetzlich im zehnten Kapitel des SGB V umfassend verankert.

> **Praxis-Tipp:**
>
> *Die Weitergabe von Patienten- und Versichertendaten an private Gutachter oder Berater durch die Krankenkasse ist nicht zulässig. Sofern Ihre Kasse Sie um eine Erlaubnis der Datenweitergabe außerhalb des MD bittet, müssen Sie diese nicht unterzeichnen.*

Unverzügliches Handeln ist erforderlich

Hält die Krankenkasse eine gutachtliche Stellungnahme für erforderlich, hat sie diese unverzüglich – also ohne schuldhaftes Zögern (vgl. Definition gemäß § 121 Abs. 1 BGB) – beim Medizinischen Dienst (und nur dort) einzuholen. Die Versicherten sind hierüber zu unterrichten, damit sie wissen, welche Frist gilt. Näheres zu den einzuhaltenden Fristen finden Sie im Kapitel „Fristen bei der Hilfsmittelprüfung".

4

> *Praxis-Tipp:*
>
> *Für die Unterrichtung der Versicherten ist keine bestimmte Form vorgesehen. Die Unterrichtung kann daher auch mündlich erfolgen. Bedenken Sie also, dass der Anruf eines Sachbearbeiters durchaus Folgen haben kann, wenn Sie dies widerspruchslos hinnehmen. Beachten Sie unbedingt die vorgenannten Praxis-Tipps. Notieren Sie sich auch nach dem Anruf die Inhalte des Gesprächs sowie Datum, Uhrzeit und Name des Gesprächspartners. Sie benötigen diese Daten eventuell, wenn es zum Streitfall kommen sollte.*

Beratung und Begutachtung bei der Pflegehilfsmittelversorgung

Die zentrale Aufgabe des MD im Rahmen des SGB XI ist das Feststellen der Pflegebedürftigkeit. Er muss dabei im Auftrag der Pflegekasse folgende Fragestellungen prüfen und bewerten:

- Ursächlicher Zusammenhang des vorliegenden Hilfebedarfs mit Krankheit oder Behinderung,
- Hilfebedarf bei den im Gesetz genannten Verrichtungen des täglichen Lebens,
- Vorliegen von Pflegebedürftigkeit und ihre Abstufung sowie
- Vorliegen einer erheblich eingeschränkten Alltagskompetenz und ihre Abstufung.

Erhebung des Hilfsmittelstatus

Zudem hat der MD einen individuellen Pflegeplan als Empfehlung aufzustellen. Dieser umfasst auch Informationen zur Hilfsmittel- bzw. Pflegehilfsmittelversorgung. Diese Empfehlungen lösen in der Regel einen Versorgungsprozess aus, gelten also als Antrag und ersetzen zugleich eine ärztliche Verordnung.

Wichtig: Zur Pflegebegutachtung kann die Pflegekasse auch andere unabhängige Gutachter mit der Prüfung beauftragen.

Im Rahmen der Begutachtung wird der MD alle Hilfsmittel und Pflegehilfsmittel sowie weitere technische Hilfen ungeachtet der Kostenträgerschaft (also auch die der Krankenkassen oder Ihre selbst angeschafften Hilfen) einschließlich der Verbrauchsgüter aufführen.

Angeführt werden muss, ob die Hilfsmittel benutzt werden oder nicht. Zu nennen ist auch, in welchem Umfang die Pflege bei den im Gesetz definierten, täglich wiederkehrenden Verrichtungen durch ihre Anwendung/Nichtanwendung beeinflusst wird. Im Laufe der Begutachtung ist zudem zu prüfen, ob durch den Hilfsmitteleinsatz der Hilfebedarf beeinflusst oder kompensiert (d. h. verringert) wird.

Der Gutachter muss im individuellen Pflegeplan angeben, ob der Hilfsmittelgebrauch durch Schulung bzw. Training pflegerelevant verbessert werden kann. Darüber hinaus sind hier, über die derzeitige Versorgungssituation hinausgehend, unter anderem Empfehlungen zu notwendigen Hilfsmitteln (§ 33 SGB V) und Pflegehilfsmitteln (§ 40 SGB XI) zu dokumentieren.

> *Praxis-Tipp:*
>
> *Der Hilfebedarf im Sinne des SGB XI wird verringert oder besteht nicht mehr, wenn der Pflegebedürftige die eingeschränkte oder verlorene Fähigkeit durch Benutzung eines Hilfsmittels oder Verwendung von Gebrauchsgegenständen selbst ausführen kann. Nur der danach verbleibende personelle Hilfebedarf bestimmt den Umfang der Pflegebedürftigkeit, d. h., die Hilfsmittel und deren Nutzung bestimmen über die Einstufung der Pflege mit. Überlegen Sie bereits vor der Begutachtung, ob Sie wirklich mit dem Hilfsmittel die Defizite ausgleichen können und notieren Sie gegebenenfalls, wann und wie häufig Sie die Produkte wofür nutzen. Dies ermöglicht dem Gutachter eine realistische Einschätzung.*

Der Medizinische Dienst oder die von der Pflegekasse beauftragten Gutachter haben gegenüber der Pflegekasse in ihrem Gutachten zur Feststellung der Pflegebedürftigkeit konkrete Empfehlungen zur Hilfsmittel- und Pflegehilfsmittelversorgung abzugeben. Die Empfehlungen gelten hinsichtlich Hilfsmitteln und Pflegehilfsmitteln, die den Zielen von § 40 SGB XI dienen, jeweils als Antrag auf Leistungsgewährung, sofern der Versicherte zustimmt. Die Zustimmung erfolgt gegenüber dem Gutachter noch im Rahmen der Begutachtung und wird sofort im Begutachtungsformular schriftlich oder elektronisch dokumentiert.

Für die empfohlenen Hilfsmittel, die den Zielen nach § 40 SGB XI dienen, wird die Erforderlichkeit nach § 33 Abs. 1 SGB V vermutet; insofern bedarf es keiner ärztlichen Verordnung gemäß § 33 Abs. 5a SGB V. Für welche Hilfsmittel und Pflegehilfsmittel diese Vorgaben gelten, wird in den Begutachtungs-Richtlinien nach § 17 des SGB XI konkretisiert (siehe folgende Auflistung). Zudem ist die Hilfsmittel-Richtlinie des GBA zu berücksichtigen, d. h. es gelten unter anderem die Vorgaben zur Gesamtbetrachtung und die Art, die Ausführung und die benötigte Menge der genannten Hilfsmittel und Pflegehilfsmittel sind vom Gutachter bei der Begutachtung möglichst konkret festzulegen. Damit ist die fachliche Prüfung grundsätzlich abgeschlossen; eine weitergehende fachliche Überprüfung der Notwendigkeit ist nicht mehr geboten, es sei denn, die Kranken- oder Pflegekasse stellt die offensichtliche Unrichtigkeit der Empfehlung fest. Die Vermutung ersetzt jedoch nicht die Prüfung der Wirtschaftlichkeit durch den Leistungsträger. Die Pflegekasse übermittelt dem Antragsteller unverzüglich die Entscheidung über die empfohlenen Hilfsmittel und Pflegehilfsmittel. Eine weitere Prüfung findet damit nicht mehr statt.

Der Gesetzgeber hat mit Einführung des § 18 Abs. 6a SGB XI in der Bundestagsdrucksache 18/5926 zudem festgehalten, dass die Vorschriften für folgende Hilfsmittel gelten sollen:

- Adaptionshilfen (z. B. Strumpfanziehhilfen, Greifhilfen)
- Badehilfen (z. B. Badewannenbretter, Badewannenlifter, Duschhocker, fahrbare Duschstühle)
- Gehhilfen (z. B. Gehböcke, Rollatoren, Deltaräder)

- Hilfsmittel gegen Dekubitus (z. B. Antidekubitussitzkissen, Antidekubitusauflagen, Antidekubitusmatratzen, aktive und passive Systeme)
- Inkontinenzhilfen (z. B. Inkontinenzvorlagen, Netzhosen, Inkontinenzpants, Bettschutzeinlagen)
- Kranken- oder Behindertenfahrzeuge (z. B. Rollstühle)
- Krankenpflegeartikel (z. B. behindertengerechte Betten, Stehbetten, Aufrichthilfen, Rückenstützen)
- Lagerungshilfen (z. B. Beinlagerungshilfen, Lagerungskeile)
- Mobilitätshilfen (z. B. Drehscheiben, Dreh- und Übersetzhilfen, Rutschbretter, Katapultsitze, Bettleitern)
- Stehhilfen
- Stomaartikel
- Toilettenhilfen (z. B. Toilettensitzerhöhungen, feststehende Toilettenstühle oder Toilettenstühle auf Rollen)
- Pflegehilfsmittel zur Erleichterung der Pflege
- Pflegehilfsmittel zur Körperpflege oder Hygiene (z. B. Urinflaschen, Urinschiffchen, Steckbecken, saugende Bettschutzeinlagen, Kopfwaschsysteme)
- Pflegehilfsmittel zur selbständigeren Lebensführung oder zur Mobilität
- Pflegehilfsmittel zur Linderung von Beschwerden
- Zum Verbrauch bestimmte Pflegehilfsmittel (z. B. Einmalhandschuhe, Desinfektionsmittel)
- Sonstige unmittelbar alltagsrelevante Pflegehilfsmittel

Wichtig: Für alle anderen Hilfsmittel, die nicht den Zielen des § 40 SGB XI dienen (z. B. Kommunikationshilfen, Sehhilfen, Hörhilfen, Orthesen), gilt diese Regelung nicht. Zwar muss der MD auch dazu Stellung nehmen und gegebenenfalls eine Empfehlung aussprechen, die Versorgungsempfehlung ist in diesen Fällen aber nicht als Leistungsantrag zu werten und löst auch keine Versorgung aus. Dazu wäre erst eine ärztliche Verordnung mit einem Leistungsantrag vorzulegen.

> **Praxis-Tipp:**
>
> *Legen Sie dem Gutachter Ihre Überlegungen und Checklisten zur Hilfsmittel-versorgung vor. Falls Sie bereits einen Kostenvoranschlag und Angaben eines Leistungserbringers eingeholt haben, sollten Sie auch diese dem Gutachter vorstellen und ihn bitten, diese Unterlagen zu berücksichtigen.*

Prüfung des Einzelfalls

Unabhängig davon, ob ein Hilfsmittel oder ein Pflegehilfsmittel beantragt wird, ist in jedem Einzelfall die Möglichkeit zur Verbesserung der Versorgung zu prüfen. Ausgehend von der derzeitigen Versorgung sind differenzierte Empfehlungen abzugeben. Pauschale Aussagen sind auch hier nicht erlaubt.

Wird ein vorhandenes Hilfs-/Pflegehilfsmittel nicht oder nur unzureichend genutzt, ist zu prüfen, ob es der Pflegebedürftige oder die Pflegeperson bedienen kann, und wenn nicht, ob eine Ausbildung im Gebrauch erforderlich ist oder eventuell Änderungen oder Anpassungen erforderlich sind.

Die weitere Prüfung und auch die leistungsrechtliche Abgrenzung, ob es sich bei der vorgeschlagenen Versorgung durch den Gutachter um ein Hilfsmittel nach § 33 SGB V oder um ein Pflegehilfsmittel nach § 40 SGB XI handelt, obliegt der Kranken- bzw. Pflegekasse.

Entscheidungsfindung

Nach der Prüfung der beantragten Hilfsmittel- bzw. Pflegehilfsmittel-versorgung hat der Kostenträger verschiedene Reaktionsmöglichkeiten:
1. Genehmigung der Leistung
2. Teilweise Genehmigung der Leistungen (hierunter fällt auch eine Abänderung der beantragten Hilfsmittelversorgung)
3. Ablehnung der Leistungen

> **Wichtig:** Bei einer verbindlichen Empfehlung von Hilfsmitteln bzw. Pflegehilfsmitteln im Rahmen einer Pflegebegutachtung (vgl. vorhergehend beschriebenes Verfahren nach § 18 Abs. 6a SGB XI) sind die Hilfsmittel wie vom Gutachter empfohlen zu versorgen.

Leistungsgenehmigung

Wird die beantragte Versorgung nach Prüfung durch die GKV bzw. SPV befürwortet, erhält der Versicherte das bzw. die Pflege-/Hilfsmittel. Die Kranken- bzw. Pflegekasse rechnet gegenüber dem Leistungserbringer die Versorgung ab und stellt gegebenenfalls erforderliche Eigenanteile und Zuzahlungen dem Versicherten in Rechnung (Sachleistungsanspruch).

Teilweise Genehmigung (Abänderung)

Bei der teilweisen Genehmigung ist dem Antrag nicht in vollem Umfang entsprochen worden. Gegebenenfalls wurden einzelne Teile der Versorgung, z. B. ein besonderes Zubehörteil, abgelehnt, das Grundgerät aber genehmigt oder aber es wurde auf ein anderes, wirtschaftlicheres Produkt ausgewichen bzw. ein anderer Leistungserbringer beauftragt. Hier gilt es, zu überlegen, ob die Entscheidung abgelehnt oder akzeptiert wird.

Leistungsablehnung

Die Kranken- oder Pflegekasse lehnt eine Versorgung komplett ab. Sie hat, wie auch bei der teilweisen Genehmigung, ihre Entscheidung zu begründen. Hier muss abgewogen werden, ob ein Widerspruch eingelegt werden soll.

Zusage – Was ist zu beachten?

War Ihr Antrag auf Hilfsmittelleistung ein voller Erfolg, erhalten Sie oder der Bevollmächtigte in der Regel eine Mitteilung der Krankenkasse (bzw. Pflegekasse) über den Abschluss des Verfahrens. Dieser Bescheid bestätigt, dass die Leistung erbracht wird und führt meist auch aus, durch wen und wann welche Hilfsmittel geliefert werden.

Spezielle Hilfsmittellieferanten

Die Abgabe von Hilfsmitteln erfordert je nach Hilfsmittelart spezielles Fachwissen, um eine sachgerechte Auswahl, Anpassung, Einweisung und ggf. Betreuung zu gewährleisten und die Qualität der Versorgung sicherzustellen. Die Versorgung erfolgt daher nicht durch die Kranken- oder Pflegekassen selbst und nur im Ausnahmefall durch die Ärzte oder Pflegekräfte. Vielmehr werden spezielle Dienstleister per Vertrag von den Kranken- und Pflegekassen beauftragt, diese Aufgaben wahrzunehmen. Diese Dienstleister werden Leistungserbringer genannt und müssen nach § 126 SGB V zur Versorgung zugelassen (präqualifiziert) sein.

4

> **Praxis-Tipp:**
>
> *Fragen Sie den Hilfsmittellieferanten vor Erstellung der Anträge, ob er auch ein präqualifizierter Vertragspartner Ihrer Pflege- bzw. Krankenkasse ist.*

Die Leistungserbringer haben die Versicherten vor Inanspruchnahme der Leistung zu beraten, welche Hilfsmittel und zusätzlichen Leistungen für die konkrete Versorgungssituation im Einzelfall geeignet und notwendig sind. Diese Beratung muss zudem durch den Leistungserbringer schriftlich oder elektronisch dokumentiert werden und ist durch Unterschrift der Versicherten zu bestätigen.

Wichtig: Der Leistungserbringer muss Ihnen mindestens eine ausreichende und zweckmäßige Versorgung ohne Auf- oder Mehrzahlung anbieten. Vor der Wahl der Hilfsmittel oder zusätzlicher Leistungen muss auch über die von Ihnen gegebenenfalls zu tragenden Mehrkosten informiert werden.

Sie erhalten die Pflege-/Hilfsmittel als Sachleistung, d. h., der Vertragspartner der Kranken- bzw. Pflegekasse muss Ihnen das Produkt gebrauchsfertig zur Verfügung stellen. Eventuell erforderliche Anpassungen müssen ebenfalls erbracht werden. Muss das Produkt noch vor der ersten Verwendung aufgestellt, zusammengebaut oder in größerem Umfang vorbereitet werden, fällt dies auch in den Aufgabenbereich des Hilfsmittellieferanten. Zudem ist eine Einweisung in den Gebrauch zwingend erforderlich und Bestandteil der Hilfsmittelabgabe. Näheres regeln die Verträge, welche die Kostenträger auf Basis des § 127 Abs. 2 SGB V mit den Hilfsmittellieferanten abschließen.

> **Praxis-Tipp:**
>
> *Fragen Sie bei Ihrer Kasse nach, was Inhalt des Vertrages mit dem Leistungs-*
> *erbringer ist. Nur dann können Sie kontrollieren, ob alle Leistungen vertrags-*
> *konform erbracht wurden. Die Krankenkassen haben gemäß § 127 Abs. 6*
> *SGB V ihre Versicherten über die zur Versorgung berechtigten Vertragspartner*
> *und über die wesentlichen Inhalte der Verträge zu informieren und müssen*
> *die wesentlichen Inhalte der Verträge für Versicherte anderer Krankenkassen*
> *im Internet veröffentlichen.*

4

Die Verträge betreffen Sie als Versicherte/Versicherten zwar nicht direkt, haben aber doch einen erheblichen Einfluss auf die Hilfsmittel-auswahl, -qualität und -versorgung.

Sie haben nur noch die Wahlmöglichkeit unter den Vertragspartnern. Es muss daher einzelfallbezogen beim Kostenträger nachgefragt werden, welche Vertragspartner zuständig sind.

> **Praxis-Tipp:**
>
> *Haben Sie ein ganz spezielles Hilfsmittel beantragt, kann es sein, dass der*
> *üblicherweise für die Kasse tätig werdende Vertragspartner diese Hilfsmittel*
> *nicht im Angebot hat. In diesen Fällen greift der Vertrag nicht und die*
> *Kasse muss auf Basis des § 127 Abs. 3 SGB V für Ihren Fall einen neuen Ver-*
> *tragspartner suchen, der das Produkt in der erforderlichen Ausführung und*
> *Qualität liefern kann. Bestehen Sie in diesem Fall auf eine außervertragliche*
> *Versorgung im Einzelfall. Wichtig dabei ist, dass Sie die Erforderlichkeit der*
> *außervertraglichen Versorgung beweisen können.*

Beispiel: Inkontinenzversorgung

Frau P. leidet an massivem Übergewicht und benötigt zudem seit mehreren Jahren aufgrund einer Urininkontinenz Windelhosen. Bisher hat sie immer die Produkte der Firma A. des Lieferanten B. erhalten und kam damit gut zurecht. Nun hat ihre Krankenkasse einen neuen Vertrag nach § 127 Abs. 2 SGB V abgeschlossen. Der neue Vertragspartner H. kann die Produkte der Firma A. nicht liefern und hat nur Windelhosen der Firma Z. im Angebot. Frau P. kommt mit diesen Produkten aber nicht zurecht, nässt häufiger ein und fühlt sich unwohl. Der deutlich wahrnehmbare Uringeruch ist ihr peinlich, sodass Sie Ihre Wohnung nicht mehr verlässt. Sie droht zu vereinsamen, erledigt ihre täglichen Besorgungen nicht mehr selbst und ist stärker auf die Hilfe anderer angewiesen. Auf Nachfrage teilt ihr die Kasse mit, dass die Produkte der Firma A. zu teuer und daher nicht durch den Vertrag mit H. abgedeckt seien. Sie könne sich die Produkte ja selbst besorgen, müsse dann aber die Mehrkosten tragen. Hiergegen legt Frau P. Widerspruch ein. Da sie mit Hilfe einer ausführlich begründeten ärztlichen Verordnung belegen kann, dass die Produkte der Firma Z. in ihrem speziellen Einzelfall wegen des Übergewichts nicht ausreichend und zweckmäßig sind, besteht sie weiter auf die Versorgung mit den teuren Produkten der Firma A. (Lieferant B.). Die Krankenkasse kann dies nicht widerlegen und muss letztendlich der außervertraglichen Versorgung durch Lieferant B. mit den Produkten A. zustimmen.

Qualität der Versorgung

Allen Vertragsmöglichkeiten ist gemein, dass die Qualität der Hilfsmittel sowie die Beratung der Versicherten und sonstige erforderliche Dienstleistungen (z. B. Einweisung) gesichert werden müssen. Gemäß § 126 SGB V dürfen Hilfsmittel daher an Versicherte nur auf der Grundlage von Verträgen nach § 127 Abs. 2 und 3 SGB V abgegeben werden. Vertragspartner der Krankenkassen können nur solche Leistungserbringer sein, welche die Voraussetzungen für eine ausreichende, zweckmäßige und funktionsgerechte Herstellung, Abgabe und Anpassung der Hilfsmittel erfüllen. Da die Krankenkassen verpflichtet sind, bei jedem Vertragsabschluss festzustellen, ob die Voraussetzungen erfüllt sind, wurde zur Vermeidung von bürokratischem Aufwand durch Mehrfachprüfung ein formelles Präqualifizierungsverfahren eingeführt. Die Präqualifizierung berechtigt den jeweils präqualifizierten Leistungserbringer zur Teilnahme am Vertragswettbewerb.

> **Praxis-Tipp:**
>
> *Fragen Sie Ihren Hilfsmittellieferanten noch vor der Beantragung, ob er gemäß § 126 SGB V präqualifiziert ist und einen Vertrag mit Ihrer Krankenkasse*

abgeschlossen hat. Sie können auch bei der Krankenkasse darum bitten, dass man Ihnen die jeweiligen Vertragspartner benennt.

Schlechte Versorgungsqualität?

Sind Sie unzufrieden mit der Versorgungsqualität und den erbrachten Leistungen oder wird deswegen das Versorgungsziel nicht erreicht, können Sie Nachbesserung verlangen. Informieren Sie den Leistungserbringer und beschreiben Sie möglichst genau, was nicht stimmt. Bitten Sie um Nachbesserung und setzen Sie eine angemessene Frist. Informieren Sie auch zeitgleich die Krankenkasse über die Probleme und Ihre Forderung, denn letztendlich muss sie dafür sorgen, dass Ihre Ansprüche erfüllt werden.

Ablehnung oder teilweise Genehmigung – Was nun?

Der Kostenträger entscheidet über die Anträge im Verfahren des Verwaltungsaktes, d. h., er muss einen Bescheid mit rechtlicher Wirkung erlassen (siehe hierzu § 31 SGB X). Immer wenn dem Antrag nicht in vollem Umfang entsprochen wurde, also auch bei Teilgenehmigung, liegt ein für Sie belastender Verwaltungsakt vor, so dass Sie gegebenenfalls erwägen sollten, dagegen vorzugehen.

Bei der Ablehnung kann es zu unterschiedlichen Verfahrensweisen kommen:

1. Ablehnungsbescheid mit Rechtsbehelfsbelehrung an den Versicherten bzw. Bevollmächtigten
2. Ablehnungsbescheid ohne Rechtsbehelfsbelehrung an den Versicherten bzw. Bevollmächtigten
3. Mitteilung über die Ablehnung an den Leistungserbringer und ohne Nachricht an den Versicherten

Grundsätzlich muss gemäß § 36 SGB X ein Leistungsbescheid mit einer Rechtsbehelfsbelehrung versehen sein, d. h., es muss die rechtliche Grundlage für die Ablehnung aufgeführt sein. Es muss auch mitgeteilt werden, dass Sie innerhalb einer Frist von einem Monat (nicht vier Wochen) das Recht haben, gegen die Ablehnung schriftlich Widerspruch einzulegen. Die Widerspruchsstelle muss ebenfalls benannt sein.

Wichtig: Fehlt der Rechtsbehelf oder ist dieser formell bzw. inhaltlich fehlerhaft, verlängert sich die Frist für einen Widerspruch auf ein Jahr. Sofern die Kasse einen mündlichen Bescheid erlässt, beträgt die Frist stets ein Jahr.

Widerspruch

Ihnen stehen nun zwei Wege offen. Sie können den Widerspruch entweder direkt bei der Widerspruchsstelle (in der Regel der Krankenkasse) zu Protokoll geben oder diesen schriftlich per Post, Fax oder persönlich einreichen.

> **Praxis-Tipp:**
>
> *Sofern die Verfristung droht, können Sie zunächst formlos einen Widerspruch ohne weitere Begründung einlegen. Kündigen Sie dann bereits an, dass Sie begründende Unterlagen nachreichen werden. Da die Widerspruchsstelle binnen drei Monaten über den Widerspruch entscheiden muss, sind die Unterlagen aber in diesem Zeitraum vorzulegen.*

Der Widerspruch muss Namen und Anschrift des Verfassers sowie das Datum und das Akten- bzw. Geschäftszeichen des ablehnenden Bescheids enthalten. Zudem muss deutlich hervorgehoben werden, dass es sich um einen Widerspruch handelt. Der Widerspruch muss vom Versicherten bzw. seinem Bevollmächtigten unterschrieben sein. Im letzteren Fall ist die Vollmacht dem Schreiben beizufügen. Auch ein Betreuer muss seine Befugnis durch Vorlage der Betreuungsbestellung belegen (Kopie genügt).

Checkliste: Zwingende Inhalte des Widerspruchs

- Namen und Anschrift des Verfassers
- Datum und Akten- bzw. Geschäftszeichen des ablehnenden Bescheids
- Eindeutiger Betreff: Widerspruch
- Unterschrift des Versicherten bzw. seines Bevollmächtigten (Vollmacht dem Schreiben beifügen)

Die Widerspruchsbegründung sollte möglichst die Argumentation der Krankenkasse aufnehmen und darlegen, warum eben doch ein Leistungsanspruch besteht. Dazu müssen Sie aber die Argumentation der Kasse genau kennen.

> **Praxis-Tipp:**
>
> *Die Begründungen der Ablehnung liefern meist sehr gute und hilfreiche Ansatzpunkte für die Argumentation in einem möglichen Widerspruch. Verlangen Sie immer schriftliche Ablehnungen und gleichen Sie die Begründungen mit den leistungsrechtlichen Rahmenbedingungen exakt ab. Oftmals steckt der Fehler im Detail.*

Gemäß § 25 SGB X hat der Versicherte auch das Recht auf Akteneinsicht. Dies soll in den Räumen der Krankenkasse erfolgen, alternativ kann um Zusendung einer Kopie der entscheidungsrelevanten Unterlagen – insbesondere auch des MD-Gutachtens – gebeten werden. Im Widerspruchsschreiben kann dann dezidiert auf die Entscheidungsgründe eingegangen werden, wenn die Anlehnung zu Unrecht erfolgte. Auch dürfen im Widerspruchsverfahren neue Unterlagen und Beweise vorgelegt werden.

> **Praxis-Tipp:**
>
> *Die häufig, vor allem im Internet, angebotenen Musterschreiben für Widersprüche erweisen sich in der Praxis nicht als sinnvoll, denn jeder Widerspruch wird individuell geprüft. Spätestens wenn das dritte gleichlautende Widerspruchsschreiben bei der Kasse eingeht, wird jeder Sachbearbeiter aufmerksam. Formulieren Sie daher Ihren Widerspruch, wie auch den Antrag selbst, immer individuell. Bleiben Sie dabei sachlich und vermeiden Sie es, mit Mitleid oder Drohungen zu argumentieren. Verzichten Sie sowohl im Antrag als auch später im Widerspruchsverfahren auf aggressive Formulierungen! Häufig werden in Widersprüchen polemische Äußerungen, Angriffe gegen das „System" oder pauschale Verweise auf andere Kassen, Zeitungsartikel usw. angeführt. Diese sind wenig hilfreich, meist sogar kontraproduktiv.*

4

Nur der Versicherte oder ein ausdrücklich dazu Bevollmächtigter ist zum Widerspruch berechtigt. Einwände von Anbietern und Herstellern sind rechtlich unerheblich. Der Widerspruch richtet sich immer gegen den Leistungsentscheid der Krankenkasse; der MD entscheidet nicht. Sollte ein Widerspruch oder Einwand direkt an den MD geschickt worden sein, leitet dieser ihn umgehend an die zuständige Krankenkasse weiter.

4 Prüfung des Widerspruchs

Nach Eingang des vollständigen Widerspruchs muss die Widerspruchsstelle innerhalb von drei Monaten darüber entscheiden, siehe § 88 Abs. 2 SGG (Sozialgerichtsgesetz) und einen Abhilfebescheid oder einen Widerspruchsbescheid erlassen. Im Falle eines Abhilfebescheids wird dem Widerspruch zugestimmt und die Leistung genehmigt. Im Falle eines Widerspruchsbescheids wird die Leistung weiterhin abgelehnt. Auch dieser Bescheid muss eine Rechtsbehelfsbelehrung und eine ausführliche Begründung enthalten – gegebenenfalls kann diese auch gegenüber dem ersten Ablehnungsbescheid erweitert sein.

Sofern Sie dann auch den Widerspruchsbescheid nicht akzeptieren, kann nur noch Klage vor dem Sozialgericht erhoben werden, ein weiterer Widerspruch ist nicht mehr möglich.

Kosten

Das gesamte Antragsverfahren, also auch das Widerspruchsverfahren, ist grundsätzlich kostenfrei durchzuführen. Beauftragen sie hingegen einen Rechtsanwalt, so wird diese Tätigkeit auf Basis des Rechtsanwaltsvergütungsgesetzes von Ihnen zu vergüten sein. Im Falle eines Erfolgs des Widerspruchsverfahrens sind die Anwaltskosten vom Kostenträger zu erstatten, im Falle der Ablehnung von Ihnen selbst zu tragen.

> **Praxis-Tipp:**
>
> *Ein ausführlich begründeter, mit belegbaren und nachvollziehbaren Sachargumenten versehener Erstantrag verhindert die Ablehnung und damit auch die Erfordernis eines Widerspruchs. Wie auch schon beim Antrag, gilt*

> *es im Widerspruchsverfahren erst recht, nachvollziehbare und überzeugende Sachargumente zu finden.*

Fristen bei der Hilfsmittelprüfung

Die Krankenkasse hat über einen Antrag auf Hilfsmittel zur Krankenbehandlung zügig, spätestens bis zum Ablauf von drei Wochen nach Antragseingang zu entscheiden. Wird eine gutachtliche Stellungnahme des MD eingeholt (siehe Kapitel „Beratung und Begutachtung"), verlängert sich die Frist auf fünf Wochen; dies geht aus § 13 SGB V hervor. Der MD hat innerhalb von drei Wochen gegenüber der Krankenkasse gutachtlich Stellung zu nehmen, sodass die Stellungnahme spätestens am letzten Tag der Frist von drei Wochen bei der Krankenkasse eingegangen sein muss. Im Hinblick auf die für die Krankenkasse bestehende Verpflichtung zur zügigen Leistungsentscheidung muss auch der MD schnellstmöglich eine gutachtliche Stellungnahme abgeben. Die Frist stellt lediglich eine Obergrenze dar, die nicht regelmäßig auszuschöpfen ist.

> **Wichtig:** Die hier aufgeführten Fristenregelungen gelten für Hilfsmittel zur Krankenbehandlung, die rechtliche Grundlage ist § 13 SGB V. Für Hilfsmittel zur medizinischen Rehabilitation sind die Regeln zwar übertragbar, die Rechtsgrundlage sind nun jedoch die §§ 14 und 17 SGB IX sowie insbesondere § 18 SGB IX. Dies hat zur Folge, dass der Verfahrensablauf und die im Folgenden geschilderten Auswirkungen auf die Rechtsposition der Versicherten identisch sind, die Fristen sich jedoch in Details unterscheiden. So ist das komplette Antragsverfahren in eine Rahmenfrist von zwei Monaten eingebettet, in der es abgeschlossen werden muss. Zudem hat der MD nur zwei Wochen Zeit (vgl. § 17 SGB IX) ein Gutachten zu erstellen.

Beschleunigtes Verfahren

§ 13 Abs. 3a SGB V und § 18 SGB IX dient der Beschleunigung von Bewilligungs- und Genehmigungsverfahren bei den Krankenkassen.

Dies dient zum einen der schnellen Klärung Ihrer Leistungsansprüche, zum anderen erhalten Sie bei Vorliegen der Anspruchsvoraussetzungen in verhältnismäßig kurzer Zeit Ihre Leistungen. Damit wird die in § 17 Abs. 1 Nr. 1 SGB I normierte allgemeine Pflicht der Leistungsträger konkretisiert, darauf hinzuwirken, dass jeder Berechtigte die ihm zustehenden Sozialleistungen in zeitgemäßer Weise, umfassend und zügig erhält.

4 Überschreiten der Frist

Wichtig: Bei nicht rechtzeitiger Leistungsentscheidung innerhalb der jeweiligen Fristen und fehlender Mitteilung eines hinreichenden Grundes für die Verzögerung durch die Krankenkasse (vgl. folgendes Kapitel) gilt die Leistung als genehmigt (sogenannte Genehmigungsfiktion). Sie können sich dann nach Ablauf der Frist die erforderliche Leistung selbst beschaffen und sich die hierdurch entstandenen Kosten von der Krankenkasse vollständig erstatten lassen. Dabei sind aber unbedingt die im Folgenden erläuterten Rahmenbedingungen zu beachten.

Verwaltungsakt

Bei der von der Krankenkasse zu treffenden Leistungsentscheidung handelt es sich um einen Verwaltungsakt (vgl. § 31 SGB X), der gegenüber demjenigen, für den er bestimmt ist oder der von ihm betroffen wird, in dem Zeitpunkt wirksam wird, in dem er ihm bekannt gegeben wird (vgl. § 39 Abs. 1 Satz 1 SGB X). Die Leistungsentscheidung muss dem Versicherten oder einem gegebenenfalls bestellten Bevollmächtigten spätestens am letzten Tag der jeweils maßgebenden Frist zugegangen sein.

Bevollmächtigter

Ist ein Bevollmächtigter bestellt, kann die Bekanntgabe auch ihm gegenüber vorgenommen werden (vgl. § 37 Abs. 1 Satz 2 SGB X). Es steht im Ermessen der Krankenkasse, ob der Verwaltungsakt dem Leistungsberechtigten, also Ihnen als Antragsteller, oder dem Bevollmächtigten bekannt gegeben wird. Die Krankenkasse ist somit berechtigt, auch bei erteilter Vollmacht nur dem Leistungsberechtigten (d. h. Ihnen) den Verwaltungsakt bekannt zu geben. Erfolgt die Bekanntgabe sowohl gegenüber dem Leistungsberechtigten als auch gegenüber dem Bevollmächtigten, so ist für den Zeitpunkt der Bekanntgabe der zuerst erfolgte Zugang ausschlaggebend. Wird der Verwaltungsakt dem Bevollmächtigten bekannt gegeben, muss der Bevollmächtigte allerdings ohne jeden Zweifel erkennen können, um welchen Leistungsberechtigten es sich handelt.

> **Praxis-Tipp:**
>
> *Bitten Sie schon bei der Antragstellung darum, dass der Bescheid immer auch Ihnen persönlich übermittelt wird.*

Vollmacht

Die Bekanntgabe an einen Bevollmächtigten ist jedoch nur dann möglich, wenn die Vollmacht auch die Entgegennahme von Leistungsentscheidungen beinhaltet. Dies ist bei einer allgemeinen, nicht näher spezifizierten Vollmacht in der Regel gegeben, denn gemäß § 13 Abs. 1 Satz 2 SGB X ermächtigt die Vollmacht zu allen das Verwaltungsverfahren betreffenden Verfahrenshandlungen, sofern sich aus ihrem Inhalt nicht etwas anderes ergibt. Hierzu gehört neben der Antragstellung auch die Entgegennahme von Leistungsentscheidungen. Sofern daher nicht ausdrücklich etwas anderes im Rahmen der Antragstellung erklärt oder schriftlich nachgewiesen wird bzw. mit dem Leistungserbringer gegebenenfalls vertraglich vereinbart ist, kann in der Regel davon ausgegangen werden, dass die Vollmacht auch die Entgegenahme der Leistungsentscheidungen beinhaltet.

> **Praxis-Tipp:**
>
> *Sofern Sie keinen eigenen Antrag stellen, sondern dies der Hilfsmittellieferant mit Ihrer ärztlichen Verordnung vornimmt, gilt er als Bevollmächtigter und wird daher auch häufig, aber nicht immer, von der Krankenkasse einen Leistungsbescheid direkt erhalten. Sofern Ihnen aber der Bescheid persönlich*

übermittelt wird, informieren Sie sofort den Bevollmächtigten, um alle weiteren Schritte einleiten zu können. Falls Sie eine Ablehnung oder nur eine Teilgenehmigung erhalten haben und Widerspruch dagegen einlegen wollen, sind nun die Fristen von Ihnen zu beachten. Handeln Sie daher sofort und verschenken Sie keine wertvolle Zeit bis zur Verfristung des Verfahrens.

Form des Verwaltungsakts

4 Ein Verwaltungsakt kann schriftlich, d. h. per Brief, elektronisch (z. B. per Mail oder Fax), mündlich (z. B. telefonisch) oder in anderer Weise erlassen werden. Ein mündlicher Verwaltungsakt ist schriftlich oder elektronisch zu bestätigen, wenn der Versicherte ein berechtigtes Interesse daran hat und dies auch unverzüglich verlangt. Ein elektronischer Verwaltungsakt ist unter denselben Voraussetzungen (berechtigtes Interesse und unverzügliches Verlangen) schriftlich zu bestätigen. Die schriftliche oder elektronische Bestätigung eines mündlichen Verwaltungsaktes muss nicht innerhalb der Frist von drei bzw. fünf Wochen erfolgen. Entscheidend ist, dass der mündliche Verwaltungsakt innerhalb der jeweils maßgebenden Frist erlassen bzw. zugegangen ist.

> **Praxis-Tipp:**
>
> *Erhalten Sie einen Verwaltungsakt mündlich oder elektronisch, fordern Sie unmittelbar, d. h. noch während des Telefonats oder direkt nach Eingang der E-Mail, eine schriftliche Bestätigung an. Gegebenenfalls benötigen Sie den genauen Bescheid später noch. Dies wird insbesondere bei für Sie negativen Entscheidungen der Fall sein. Beachten Sie, dass die Frist für einen eventuellen Widerspruch aber schon mit der mündlichen Mitteilung zu laufen beginnt.*

Schriftlicher Verwaltungsakt

Ein schriftlicher Verwaltungsakt, der im Inland durch die Post übermittelt wird, gilt am dritten Tag nach der Aufgabe zur Post als bekannt gegeben. Ein Verwaltungsakt, der im Inland oder Ausland elektronisch übermittelt wird, gilt am dritten Tag nach der Absendung als bekannt gegeben. Dies gilt jedoch nicht, wenn der Verwaltungsakt tatsächlich nicht oder zu einem späteren Zeitpunkt zugegangen ist.

> *Praxis-Tipp:*
>
> *Nicht Sie müssen beweisen, dass der Verwaltungsakt nicht zugestellt wurde, sondern die Krankenkasse hat den Zugang zu belegen. Im Zweifelsfall hat die Krankenkasse den Zugang des Verwaltungsaktes und auch den Zeitpunkt des Zugangs nachzuweisen (§ 37 Abs. 2 SGB X).*

4

Ist eine Fristverlängerung möglich?

Kann die Krankenkasse nicht innerhalb der jeweils maßgeblichen Frist von drei bzw. fünf Wochen (vgl. § 13 SGB V und § 14 SGB IX) nach Antragseingang eine Leistungsentscheidung treffen, muss Ihnen das von der Krankenkasse unter Darlegung der Gründe rechtzeitig schriftlich mitgeteilt werden. Eine mündliche Mitteilung reicht hier nicht aus. Die Mitteilung erfolgt in der Regel durch die Post. Die angeordnete Schriftform kann jedoch durch die elektronische Form (E-Mail) ersetzt werden, wenn Sie der Krankenkasse zuvor für die Übermittlung elektronischer Dokumente einen qualifizierten Zugang mitgeteilt haben. Zudem ist das von der Krankenkasse zu übermittelnde elektronische Dokument mit einer qualifizierten elektronischen Signatur zu versehen (vgl. § 36a Abs. 1 und Abs. 2 Satz 1 SGB I), sodass eine einfache E-Mail nicht ausreichend ist. Denkbar ist auch eine Informationsübermittlung per Telefax.

> *Praxis-Tipp:*
>
> *Wünschen Sie eine elektronische Zustellung der Leistungsentscheidung per E-Mail, müssen Sie neben der E-Mail Adresse auch ausdrücklich die Bereitschaft zum Empfang von rechtlich verbindlichen Mitteilungen gegenüber der Krankenkasse erklärt haben. Das kann formlos erfolgen.*

Rechtzeitige Information

Je nachdem, ob eine MD-Begutachtung erforderlich ist, muss innerhalb der durch das Gesetz geforderten Frist von drei bzw. fünf Wochen die Benachrichtigung über die Verhinderung der Leistungsentscheidung vorliegen, d. h. sie muss Ihnen spätestens am letzten Tag der jeweils maßgebenden Frist zugegangen sein.

Bevollmächtigter und Zustellung

Ist ein Bevollmächtigter bestellt und ist eine Begrenzung der Vollmacht im Rahmen der Antragstellung nicht erklärt oder schriftlich nachgewiesen (siehe hierzu die Ausführungen im vorhergehenden Kapitel), hat die Krankenkasse dem Bevollmächtigten den hinreichenden Grund mitzuteilen. Die Regelungen zur postalischen Zustellung sind ansonsten identisch mit den Ausführungen im vorhergehenden Kapitel. Ebenso trägt auch hier die Krankenkasse das Risiko der rechtzeitigen Zustellung.

Hinreichende Gründe

Die Krankenkasse kann nicht ohne hinreichenden Grund die Frist verlängern. Die Gründe sind in der Mitteilung anzugeben.

> **Wichtig:** Da die Unterbrechung der Frist für Sie gravierende Nachteile zur Folge haben kann, ist dringend anzuraten, die Gründe für eine Unterbrechung streng zu prüfen.

Um hinreichende Gründe für eine Überschreitung der jeweils maßgeblichen Frist handelt es sich nur dann, wenn die für eine Leistungsentscheidung notwendigen Informationen und Tatsachen nicht so rechtzeitig vorliegen oder durch die Krankenkasse gewonnen werden (können), dass die Krankenkasse eine Leistungsentscheidung noch bis zum Ablauf der jeweils maßgeblichen Frist treffen und Ihnen zugehen lassen kann (gegebenenfalls unter Berücksichtigung einer noch einzuholenden gutachtlichen Stellungnahme bzw. Begutachtung des MD). Damit ist nicht bereits jede verzögerte Informationsweitergabe Ihrerseits oder eines Dritten ein hinreichender Grund. Hinreichende Gründe für eine verzögerte Leistungsentscheidung sind damit insbesondere:

- Fehlende oder ergänzungsbedürftige Angaben von Tatsachen durch Leistungsberechtigte (= Antragsteller) oder Dritte (z. B. Leistungserbringer), die für die Leistungsentscheidung erheblich sind (z. B. in Form von fehlenden aussagekräftigen Unterlagen zum Hilfsmittel oder zu den Versorgungsumständen),
- Fehlende oder mangelhafte Mitwirkung des Leistungsberechtigten bei erforderlicher körperlicher Befunderhebung durch den MD-Gutachter (z. B. Absagen eines Termins zur körperlichen Untersuchung, wenn dadurch eine rechtzeitige Befunderhebung nicht mehr möglich ist, oder die für eine erforderliche körperliche Untersuchung erforderlichen Unterlagen werden nicht zur Begutachtung mitgebracht bzw. sind nicht aussagekräftig),

Wichtig: Nicht geklärt ist bisher, ob auch die Rückweisung einer Beratung bzw. einer Begutachtung durch einen privaten oder kasseneigenen Beratungsdienst (vgl. Kapitel „Beratung und Begutachtung") als mangelhafte Mitwirkung gilt. Krankenkassen gehen aufgrund einer Empfehlung des GKV-Spitzenverbands in der Regel davon aus.

- Fehlende Zustimmung des Leistungsberechtigten zur Erteilung der erforderlichen Auskünfte durch Dritte auf Verlangen der Krankenkasse bzw. des MD.
- Bei einem Persönlichen Budget die Durchführung eines Bedarfsfeststellungsverfahrens und die Verhandlungen zur Zielvereinbarung. (Das Bedarfsfeststellungsverfahren dient der Klärung, ob die Feststellungen des Leistungsträgers der individuellen Bedarfssituation des Antragstellers entsprechen. Das persönliche Budget ermöglicht einem Leistungsberechtigten anstelle der Sach- bzw. Dienstleistung eine Geldzuwendung zu erhalten.)

Wichtig: Das Einfordern der erforderlichen Informationen kann gegenüber dem Leistungsberechtigten (= Antragsteller) oder, sofern sinnvoll, gegenüber dem Leistungserbringer erfolgen – sofern die Beschaffung durch die Krankenkasse selbst nicht im Rahmen Ihrer Amtsermittlungs-pflicht mit geringerem Aufwand verbunden ist. Bei einer erforderlichen körperlichen Befunderhebung (Begutachtung) hat die Mitwirkung durch Sie selbst zu erfolgen. Wurde ein Bevollmächtigter für das Verwaltungs-verfahren uneingeschränkt bestellt (vgl. vorhergehendes Kapitel), muss die Krankenkasse den Bevollmächtigten bei Einladung zur körperlichen Befunderhebung/Begutachtung über die Einforderung der Informationen verständigen. Hierzu genügt es, wenn dem Bevollmächtigten z. B. die Kopie der Einforderung bzw. die Einladung zur körperlichen Befund-erhebung übersandt wird. Werden die erforderlichen Informationen von einem Leistungserbringer benötigt, der zugleich Bevollmächtigter ist, sollte die Anforderung der Informationen unmittelbar vom Leistungs-erbringer und eine Unterrichtung darüber an Sie erfolgen.

Praxis-Tipp:

Damit die Krankenkassen ihrer Pflicht zur zügigen Leistungsentscheidung nachkommen können, sind Sie oder Dritte (z. B. Leistungserbringer) zur Mit-wirkung angehalten. Beachten Sie daher unbedingt folgende Punkte:

- *Legen Sie möglichst komplette Antragsunterlagen vor. Geben Sie die Kontaktdaten (Namen, Telefonnummern, E-Mail, Postanschrift) von Ihnen und Dritten (z. B. Arzt, Therapeut, Hilfsmittellieferant) an, bei denen ge-gebenenfalls fehlende Informationen eingeholt werden können. Erteilen Sie allen Dritten Vollmacht, zu Ihrem Fall gegenüber der Krankenkasse bzw. MD Auskunft geben zu dürfen.*

- *Stimmen Sie einer MD-Begutachtung immer zu und versuchen Sie unbe-dingt, die vorgeschlagenen Termine zu halten. Jede Verschiebung ist zu Ihrem Nachteil.*

- *Halten Sie zur Begutachtung alle (!) relevanten Informationen bereit. Bereiten Sie sich auf die Begutachtung vor, indem Sie Ihre Argumente für oder gegen eine bestimmte Versorgung vorher aufschreiben. Stellen Sie bei der Begutachtung alle Fragen, die Sie beantwortet haben möchten.*

- *Sofern sinnvoll, können Dritte (etwa Ihr Pflegedienst) zur Begutachtung dazu geladen werden.*

> Wenn Sie aufgefordert werden, an Beratungs- und Begutachtungstermi-
> nen von privaten Beratern oder Krankenkassenberatern teilzunehmen,
> dies aber nicht wollen, sollten Sie nicht kategorisch ablehnen, sondern
> nur unter schriftlich geäußertem Vorbehalt zustimmen. Legen Sie dar,
> dass Sie gerne mitwirken wollen und sich nicht verweigern, gleichzeitig
> aber auch die Beratung/Begutachtung als rechtswidrig ansehen und
> sich vorbehalten, das Ergebnis durch den MD überprüfen zu lassen (vgl.
> Kapitel „Beratung und Begutachtung").
>
> Beachten Sie unbedingt, dass die Gründe für die fehlende oder mangelhafte
> Mitwirkung dabei ohne Bedeutung sind. Selbst triftige Gründe, z. B. in Form
> einer akuten Krankheit, die eine rechtzeitige Übermittlung bislang fehlender
> oder ergänzender Informationen oder die Durchführung einer körperlichen
> Untersuchung zum vorgesehenen Termin verhindern, können zu keinem
> anderen Ergebnis führen. Andernfalls würde die Krankenkasse sanktioniert,
> ohne dass sie ein eigenes Verschulden trifft.

4

Nicht hinreichende Gründe

Gründe, die hingegen in den Verantwortungsbereich der Krankenkasse
fallen, wie z. B. Organisationsmängel, Büroversehen, Urlaubszeiten
oder Arbeitsüberlastung von Mitarbeiterinnen und Mitarbeitern, sind
nicht hinreichend für eine Fristverlängerung. Dies gilt gleichermaßen
für Gründe, die in den Verantwortungsbereich des MD bzw. des einzelnen MD-Gutachters fallen. Daher müssen sowohl Krankenkassen
als auch der jeweilige MD bzw. der Gutachter alle in ihren jeweiligen
Verantwortungsbereich fallenden Maßnahmen ergreifen, damit eine
Leistungsentscheidung zügig, spätestens jedoch innerhalb der Frist von
drei bzw. fünf Wochen erfolgen kann. Die Krankenkassen haben daher
unter Berücksichtigung der engen Fristen unverzüglich

- eingehende Leistungsanträge dahingehend zu prüfen, ob die Krankenkasse überhaupt zuständig ist,
- eingehende Leistungsanträge auf ihre Vollständigkeit zu kontrol-
  lieren,

- die Erforderlichkeit einer gutachtlichen Stellungnahme gemeinsam mit dem MD zu klären und gegebenenfalls eine gutachtliche Stellungnahme in Auftrag zu geben sowie
- Informationen und Tatsachen einzufordern, die für eine Leistungsentscheidung bzw. für eine in diesem Zusammenhang erforderliche gutachtliche Stellungnahme notwendig sind, soweit nicht der MD die Einholung von Informationen und Tatsachen übernehmen muss (persönliche Begutachtung). Für diesen Fall hat der MD die Informationen und Tatsachen ebenfalls unverzüglich einzufordern,
- alle eingegangenen Informationen und Tatsachen an den MD zu übermitteln und keine Informationen vorzuenthalten.
- Auch minimale Versäumnisse Ihrerseits, die ohne Weiteres durch die Kasse im Rahmen Ihrer Amtsermittlungspflicht selbst gelöst werden können, z. B. wenn Sie vergessen haben, die Versichertennummer anzugeben, stellen in der Regel keinen hinreichenden Grund zur Fristüberschreitung dar.

> *Praxis-Tipp:*
>
> *Erhalten Sie eine Nachricht mit nicht hinreichender Begründung für die Verzögerung, fordern Sie die Kasse ebenfalls unverzüglich auf, die ursprüngliche Frist zu halten oder eine hinreichende Begründung vorzulegen.*

Fristen beim Widerspruch

Widersprüche bzw. Widerspruchsbescheide nach §§ 78, 83 bis 85 SGG sind nicht von § 13 SGB V bzw. § 18 SGB IX erfasst, da sich die Vorschrift nur auf die von der Krankenkasse zu treffenden Leistungsentscheidungen (Verwaltungsakte) und nicht auf Widersprüche bezieht.

Selbstbeschaffung bei Nichteinhaltung der Fristen

Werden die in § 13 SGB V bzw. § 18 SGB IX vorgesehenen Fristen ohne das Vorliegen bzw. die Mitteilung eines hinreichenden Grundes überschritten, gilt die Leistung als genehmigt. Sie sind dazu legitimiert, sich die zuvor beantragte, erforderliche Leistung selbst zu beschaffen und Kostenerstattung zu verlangen.

Wichtig: Das Bundessozialgericht hat zu den Folgen einer Genehmigungsfiktion verschiedene Urteile gefällt und dabei im Jahr 2020 die Rechtsposition der Versicherten geschwächt. Aussagen und Urteile, die vor
dem 26.05.2020 getroffen wurden, sind damit in der Regel nicht mehr
anwendbar.

Aus dem Wortlaut der Vorschrift nach § 13 Abs 3a SGB V bzw. § 18
renztSGB IX ergibt sich, dass Versicherte mit Eintritt der Genehmigungsfiktion (fingierte Genehmigung) nach Ablauf der Frist die
Möglichkeit der Selbstbeschaffung mit Anspruch auf Kostenerstattung
haben. Sie regelt aber weder die Rechtsnatur der Genehmigungsfiktion
im Sinne eines Verwaltungsakts noch ordnet sie einen Naturalleis-
tungsanspruch als ihre Rechtsfolge ausdrücklich an. Die Regelung will
erreichen, dass der Versicherte Naturalleistungen schnell erhält.

Zweck der Vorschrift ist es hingegen nicht, einem Versicherten Leistungen zu verschaffen, auf die er nach dem Recht der GKV keinen Anspruch hat. Ist die Krankenkasse nicht in der Lage oder nicht willens,
schnell zu entscheiden, soll der Versicherte selbst die Beschleunigung
bewirken können. Das Selbstbeschaffungsrecht macht ihn unabhängig
vom weiteren Vorgehen der Krankenkasse. Doch die nach Fristablauf
fingierte Genehmigung eines Antrags auf Leistungen hat nicht die
Qualität eines Verwaltungsaktes.

Durch den Eintritt der Genehmigungsfiktion wird das durch den
Antrag in Gang gesetzte Verwaltungsverfahren nicht abgeschlossen.
Die Krankenkasse ist weiterhin berechtigt und verpflichtet, über den
gestellten Antrag zu entscheiden und damit das laufende Verwaltungsverfahren abzuschließen. Daraus folgt, dass die Rechtsposition der Versicherten durch die Dauer des Verwaltungsverfahrens einschließlich
des gegebenenfalls nachfolgenden gerichtlichen Verfahrens zeitlich begrenzt und in diesem Sinn eine vorläufige Rechtsposition ist. Das heißt,
tritt die Genehmigungsfiktion nach Ablauf der Frist ein, können Sie das
begehrte Hilfsmittel zwar selbst beschaffen und von der Krankenkasse
eine Kostenerstattung verlangen, doch muss die Krankenkasse zugleich
das begonnene Verwaltungsverfahren zu Ende führen. Kommt sie am
Ende zum Ergebnis, dass kein Anspruch auf das Hilfsmittel besteht,

müssen Sie jedoch die Kosten selbst tragen und der Krankenkasse die erhaltene Kostenerstattung zurückzahlen. Besteht hingegen ein Anspruch auf Versorgung, dürfen Sie das Hilfsmittel behalten und müssen der Kasse keine (Teil-)Rückzahlung leisten. Das gilt selbst dann, wenn Sie das Hilfsmittel teurer eingekauft haben, als es die Krankenkasse getan hätte.

4

> ### Praxis-Tipp:
>
> *Sie sollten das Hilfsmittel nur selbst beschaffen und die Kostenerstattung beantragen, wenn Sie sicher sind, dass eine Versorgung der Rechtslage zufolge in Ihrem Einzelfall notwendig ist. Zudem sollten Sie auch sicher sein, dass die begehrte Versorgung ausreichend und zweckmäßig ist.*

Als weitere Voraussetzung zur Erstattung entstandener Kosten ist vorgesehen, dass es sich um eine „erforderliche" Leistung handeln muss. „Erforderlich" im genannten Sinne ist etwas, das für einen bestimmten Zweck unbedingt notwendig/unerlässlich ist. Hier finden die Maßstäbe des § 12 Abs. 1 SGB V Anwendung. Demnach müssen Leistungen ausreichend, zweckmäßig und wirtschaftlich sein und dürfen das Maß des Notwendigen nicht überschreiten. Leistungen, die nicht notwendig oder unwirtschaftlich sind, können Versicherte nicht beanspruchen, dürfen die Leistungserbringer nicht bewirken und die Krankenkassen nicht bewilligen. Der nach § 13 SGB V bzw. § 18 SGB IX vorgesehene Erstattungsanspruch kann nur für solche selbstbeschafften Leistungen zum Tragen kommen, die dem Grunde nach übernahmefähige Leistungen der gesetzlichen Krankenversicherung sind. Damit wären z. B. Gebrauchsgegenstände des täglichen Lebens von der Kostenerstattung ausgeschlossen.

Die selbstbeschaffte Leistung muss zudem exakt bei der Krankenkasse beantragten Leistung entsprechen. So muss sie z. B. hinsichtlich der Funktionen und der Einsatzbereiche (Indikationen) bei im Wesentlichen unveränderten Verhältnissen mit der beantragten Leistung übereinstimmen.

Zeitpunkt der Beschaffung

Ferner ist die Kostenerstattung an die Voraussetzung gebunden, dass Sie sich die Hilfsmittel erst nach Ablauf der Frist selbst beschaffen. Der Erstattungsanspruch scheidet dann aus, wenn die Hilfsmittel bereits vor dem Ablauf der maßgeblichen Frist durch den Leistungsberechtigten in Anspruch genommen werden.

Gleiches gilt, wenn die Hilfsmittel unabhängig vom Ausgang der Leistungsentscheidung der Krankenkasse – und somit vorbehaltlos – in Auftrag gegeben wird, z. B. wenn der Leistungsberechtigte vor Fristablauf dem Orthopädieschuhmacher vorbehaltlos den Auftrag zur Herstellung von orthopädischen Schuhen erteilt. Maßgeblich für den Beschaffungszeitpunkt ist somit nicht die Abgabe bzw. Entgegennahme des Produkts, die Zahlung des Betrages oder der Tag der Rechnungsstellung, sondern allein der Tag der definitiven Leistungsbeauftragung.

> *Praxis-Tipp:*
>
> *Vereinbaren Sie mit dem Leistungserbringer stets, dass der Auftrag zur Hilfsmittelversorgung erst dann ergeht, wenn entweder die Genehmigung der Krankenkasse vorliegt oder aber die Genehmigungsfiktion eingetreten ist. Unterschreiben Sie niemals einen Auftrag, bevor nicht alle Umstände geklärt sind.*

Welche Kosten werden erstattet?

Um Kosten erstattet zu bekommen, muss nach dem Wortlaut und Zweck der Gesetzesvorschrift zwischen dem Umstand, der die Haftung der Krankenkasse begründet (nicht fristgerechte Leistungsentscheidung) und dem Nachteil des Versicherten (Kostenlast bzw. Forderung) ein Ursachenzusammenhang bestehen. Nur Kosten, die in diesem Zusammenhang entstehen, sind von der Krankenkasse zu begleichen.

Indem die Krankenkasse Ihren Anspruch auf Hilfsmittelversorgung nicht erfüllt, müssen Sie einer rechtlich wirksamen Kostenbelastung für die selbstbeschafften Hilfsmittel ausgesetzt sein, d. h., der Leistungserbringer muss Ihnen die Hilfsmittel in Rechnung stellen.

Das ist der Fall,

1. wenn Sie gegenüber einem Leistungserbringer eine eigene schuld-rechtliche Verpflichtung eingegangen sind und Sie diese aufgrund einer wirksamen Rechnung durch Zahlung erfüllt haben (Kosten-erstattungsanspruch) oder
2. wenn Sie einer wirksamen Honorarforderung bzw. Rechnung aus-gesetzt sind, von der Sie freigestellt werden möchten (Freistellungs-anspruch).

4 Umfang der Kostenerstattung

Die Krankenkasse muss denjenigen Schaden ersetzen, der Ihnen da-durch entstanden ist, dass sie ihre primäre Pflicht zur Verschaffung der Sachleistung nicht rechtzeitig durch die Entscheidung über den Leistungsantrag innerhalb der maßgebenden Frist erfüllt hat. D. h., Sie müssen wirtschaftlich so gestellt werden, als hätte die Krankenkasse die Sachleistung rechtzeitig erbracht. Demgemäß ist der Erstattungs-anspruch der Höhe nach nicht auf diejenigen Kosten begrenzt, die der Krankenkasse bei rechtzeitiger Leistung entstanden wären, z. B. Ver-tragspreise oder Festbeträge. Maßgeblich sind vielmehr die Kosten in der tatsächlich angefallenen Höhe, z. B. auf Grundlage der Rechnung des Hilfsmittellieferanten. Gesetzlich festgelegte Zuzahlungen und Eigenanteile dürfen keinesfalls erstattet bzw. übernommen werden.

> *Praxis-Tipp:*
>
> *Lassen Sie sich unbedingt vom Hersteller eine detaillierte Rechnung mit genauer Erläuterung aller Posten vorlegen. Auch die Kosten für Einweisung in den Gebrauch, Auslieferung und andere Dienstleistungen, die mit der Abgabe des Produkts im engen Zusammenhang stehen, sollten separat auf-gelistet werden.*

Zudem hat die Krankenkasse auch die höheren Kosten als bei einer Sachleistung hinzunehmen, wenn Sie Ihren Bedarf mit zwar der Sache nach erforderlichen, aber – für Sie nicht offensichtlich – kostenmäßig unwirtschaftlichen Mitteln decken. Sie müssen lediglich die offensicht-lichen und zumutbaren Möglichkeiten der Schadensminderung oder -begrenzung nutzen. Als zumutbar werden daher z. B. Preisvergleiche bei Hilfsmitteln angesehen. Nur wenn Sie diese Nebenpflicht zur wirtschaftlichen Handlung vorsätzlich oder grob fahrlässig verletzen, könnte der Erstattungsbetrag durch die Krankenkasse gekürzt werden. Die Krankenkasse trifft allerdings die Beweislast dafür, dass die selbstbeschafften Hilfsmittel zu teuer und nicht notwendig waren.

> **Praxis-Tipp:**
>
> *Um sich nicht dem Vorwurf auszusetzen, Sie hätten grob fahrlässig oder vorsätzlich zu teure Hilfsmittel angeschafft, sollten Sie immer mehrere Preisvergleiche durchführen. Hilfreich können z. B. Auszüge aus Katalogen und Preislisten sein. Notieren Sie Ihre Preisvergleichsbemühungen und heben Sie die jeweiligen Unterlagen auf. Im Zweifelsfall können Sie so Ihre Bemühungen belegen.*

Besonderheiten für Hilfsmittel der medizinischen Rehabilitation

Obschon die vorgehenden Ausführungen auch für Hilfsmittel zur medizinischen Rehabilitation gelten, müssen einige Besonderheiten beachtet werden. So können je nach Einzelfall z. B. andere oder mehrere Träger für die Versorgung zuständig sein. Zwar sollen die nachstehend beschriebenen Vorgänge automatisch ablaufen, doch zeigt die Praxis, dass dies nicht immer eingehalten wird. Zudem verschieben sich die Prüffristen.

Feststellung der Zuständigkeit

Werden Hilfsmittel zur medizinischen Rehabilitation beantragt, stellt der Rehabilitationsträger, bei dem der Antrag gestellt wurde, innerhalb von zwei Wochen nach Eingang des Antrages bei ihm zunächst fest, ob er nach dem für ihn geltenden Leistungsgesetz (hier SGB V) für die Leistung zuständig ist. Ergibt diese Prüfung, dass er für die Leistung insgesamt nicht zuständig ist, leitet er den Antrag unverzüglich dem nach seiner Auffassung zuständigen Rehabilitationsträger zu und unterrichtet hierüber den Antragsteller. Muss für eine solche Feststellung die Ursache der Behinderung geklärt werden und ist diese

Klärung in der o. g. Frist nicht möglich, soll der Antrag unverzüglich dem Rehabilitationsträger zugeleitet werden, der die Leistung ohne Rücksicht auf die Ursache der Behinderung erbringt.

Ist der zweite Rehabilitationsträger, an den der Antrag weitergeleitet worden ist, nach dem für ihn geltenden Leistungsgesetz für die Leistung insgesamt nicht zuständig, kann er den Antrag im Einvernehmen mit dem nach seiner Auffassung zuständigen Rehabilitationsträger an diesen weiterleiten, damit von diesem als leistendem Rehabilitationsträger über den Antrag innerhalb der nunmehr bereits laufenden Prüffristen von drei bzw. fünf Wochen (siehe Abschnitt Feststellung des Versorgungsbedarfs) entschieden wird, und er unterrichtet hierüber den Antragsteller.

Feststellung des Versorgungsbedarfs

Wird der Antrag nicht weitergeleitet, stellt der Rehabilitationsträger den Rehabilitationsbedarf anhand der Instrumente zur Bedarfsermittlung nach § 13 SGB IX unverzüglich und umfassend fest und erbringt die Leistungen (leistender Rehabilitationsträger). Muss für diese Feststellung kein Gutachten eingeholt werden, entscheidet der leistende Rehabilitationsträger innerhalb von drei Wochen nach Antragseingang. Ist für die Feststellung des Rehabilitationsbedarfs ein Gutachten erforderlich, wird die Entscheidung innerhalb von zwei Wochen nach Vorliegen des Gutachtens getroffen. Bei einem weitergeleiteten Antrag gilt diese entsprechend, die Frist beginnt jedoch erst mit dem Antragseingang bei diesem Rehabilitationsträger.

Mehrere Zuständigkeiten

Stellt der leistende Rehabilitationsträger fest, dass der Antrag neben den nach seinem Leistungsgesetz zu erbringenden Hilfsmitteln weitere Leistungen zur Teilhabe umfasst, z. B. spezielles Zubehör, das bei der Berufsausübung benötigt wird, für die er nicht Träger nach § 6 Abs. 1 SGB IX sein kann, leitet er den Antrag insoweit unverzüglich dem nach seiner Auffassung zuständigen Rehabilitationsträger zu. Dieser entscheidet über die weiteren Leistungen nach den für ihn geltenden Leistungsgesetzen in eigener Zuständigkeit und unterrichtet hierüber den

Antragsteller. Das heißt, das Antragsverfahren wird in zwei Verfahren geteilt (gesplittet). Beide Verfahren laufen nun autark mit den jeweils für den zuständigen Träger geltenden Regeln weiter. Es ist nunmehr nicht mehr in drei Wochen, sondern innerhalb von sechs Wochen nach Antragseingang zu entscheiden.

Kann die Leistung nicht eindeutig getrennt werden und sind für die umfassende Feststellung des Rehabilitationsbedarfs die Feststellungen weiterer Rehabilitationsträger erforderlich, wird ein sogenanntes Teilhabeplanverfahren durchgeführt. Dazu fordert der leistende Träger die Stellungnahmen der anderen potenziellen Träger unverzüglich an und berät diese nach trägerübergreifend gemäß § 19 SGB IX. Die Feststellungen binden den leistenden Rehabilitationsträger bei seiner Entscheidung über den Antrag, wenn sie innerhalb von zwei Wochen nach Anforderung oder im Fall der Begutachtung innerhalb von zwei Wochen nach Vorliegen des Gutachtens beim leistenden Rehabilitationsträger eingegangen sind. Die Rehabilitationsträger bewilligen und erbringen die Leistungen nach den für sie jeweils geltenden Leistungsgesetzen im eigenen Namen und dokumentieren sie im Teilhabeplan. Anderenfalls stellt der leistende Rehabilitationsträger den Rehabilitationsbedarf nach allen in Betracht kommenden Leistungsgesetzen umfassend fest. Es ist nunmehr nicht mehr in drei Wochen, sondern innerhalb von zwei Monaten nach Antragseingang zu entscheiden.

In beiden vorgenannten Verfahren müssen die beteiligten Rehabilitationsträger den leistenden Rehabilitationsträger unverzüglich über die Notwendigkeit der Einholung von Gutachten informieren.

Begutachtung

Ist für die Feststellung des Versorgungsbedarfs ein Gutachten erforderlich, beauftragt der leistende Rehabilitationsträger unverzüglich einen geeigneten Sachverständigen. Im Falle der GKV ist dies der Medizinische Dienst, welcher seine Aufgaben nach § 275 SGB V wahrnimmt, nun aber nicht mehr binnen drei, sondern zwei Wochen das Gutachten vorlegen muss.

Andere Rehabilitationsträger müssen dem Leistungsberechtigten mindestens drei möglichst wohnortnahe Sachverständige benennen, von denen sich der Berechtigte einen aussuchen darf.

Der beauftragte Sachverständige nimmt eine umfassende sozialmedizinische, bei Bedarf auch psychologische Begutachtung vor und erstellt das Gutachten ebenfalls innerhalb von zwei Wochen nach Auftragserteilung.

Die in den Gutachten getroffenen Feststellungen zum Rehabilitationsbedarf werden den Entscheidungen der Rehabilitationsträger zugrunde gelegt.

Im Falle des Splitting- oder Teilhabeplanverfahrens muss sich der leistende Träger bei seiner Entscheidung über die Beauftragung eines geeigneten Sachverständigen mit den beteiligten Rehabilitationsträgern über Anlass, Ziel und Umfang der Begutachtung ins Benehmen setzen.

Fristen

Kann über den Antrag auf Leistungen zur Teilhabe nicht innerhalb einer Frist von zwei Monaten ab Antragseingang bei dem leistenden Rehabilitationsträger entschieden werden, teilt er den Leistungsberechtigten vor Ablauf der Frist die Gründe hierfür schriftlich mit. In der begründeten Mitteilung ist auf den Tag genau zu bestimmen, bis wann über den Antrag entschieden wird. Die Frist von zwei Monaten kann dabei nur in folgendem Umfang verlängert werden:

- um bis zu zwei Wochen zur Beauftragung eines Sachverständigen für die Begutachtung infolge einer nachweislich beschränkten Verfügbarkeit geeigneter Sachverständiger,
- um bis zu vier Wochen, soweit von dem Sachverständigen die Notwendigkeit für einen solchen Zeitraum der Begutachtung schriftlich bestätigt wurde
- für die Dauer einer fehlenden Mitwirkung der Leistungsberechtigten, wenn und soweit den Leistungsberechtigten nach § 66 Abs. 3 SGB I schriftlich eine angemessene Frist zur Mitwirkung gesetzt wurde.

Erfolgt keine begründete Mitteilung, gilt die beantragte Leistung nach Ablauf der Frist als genehmigt und es greifen die bereits beschriebenen Regelungen zur Genehmigungsfiktion.

Checkliste zur Kostenerstattung

Die folgende Checkliste fasst die erforderlichen Voraussetzungen für eine Kostenerstattung nach § 13 Abs. 3a SGB V zusammen:

Checkliste Kostenerstattung

- Überschreitung der Fristen in § 13 Abs. 3a SGB V (drei bzw. fünf Wochen) ohne Mitteilung bzw. Vorliegen eines hinreichenden Grundes
- Verantwortung für die Überschreitung der Fristen liegt eindeutig bei der Krankenkasse (z. B. Organisationsversagen wegen Überlastung)
- Bestehen eines eindeutigen Sachleistungsanspruchs des Leistungsberechtigten (Reichweite der Kostenerstattung)
- Beantragte Produkte sind eindeutig Hilfsmittel (z. B. Listung im GKV-Hilfsmittelverzeichnis)
- Selbstbeschaffung der beantragten Leistung (Hilfsmittel) durch den Leistungsberechtigten ist erfolgt
- Selbstbeschaffung der Leistung erst nach Ablauf der Frist
- Eindeutige Erforderlichkeit der selbstbeschafften Leistung (z. B. ärztliche Verordnung lässt keinen Zweifel)
- Rechtlich wirksame Kostenbelastung durch die Selbstbeschaffung (Rechnung liegt vor)
- Zumutbare Preisvergleiche wurden durchgeführt (insbesondere bei teuren Hilfsmitteln)

5.

Spezielle Fragestellungen der Hilfsmittel- und Pflegehilfsmittelversorgung

Hilfsmittelverzeichnis 140

Pflegehilfsmittelverzeichnis.. 141

Zusatzleistungen zur Hilfsmittelversorgung 141

Besonderheit: Hilfsmittel zum Verbrauch 151

Besonderheit: Zum Verbrauch bestimmte Pflegehilfsmittel........ 152

Mittel von geringem oder umstrittenem therapeutischen
Nutzen oder Abgabepreis.. 153

Besonderheit Sehhilfen... 154

Leihweise Abgabe und Wiedereinsatz von Hilfsmitteln.............. 155

Zuzahlungen und Eigenanteile zur Hilfsmittelversorgung......... 159

Festbeträge.. 171

Besonderheit Schule, Ausbildung und Berufsausübung.............. 173

Weitere hilfsmittelähnliche Produkte 175

Hilfsmittelverzeichnis

Das Hilfsmittelverzeichnis nach § 139 SGB V enthält eine umfangreiche Auflistung von Hilfsmitteln unterschiedlicher Art. Es bietet einen für Vergleichszwecke geeigneten Überblick über Hilfsmittel, hat aber keinerlei bindende Wirkung. Obwohl die rechtliche Basis für das Hilfsmittelverzeichnis in § 139 SGB V angesiedelt ist, stellt es keine abschließende und verbindliche Positivliste dar.

Keine Verbindlichkeit

5 Wie das BSG in ständiger Rechtsprechung (z. B. B3 KR 8/07 R v. 10.04.2008) festgestellt hat, ist der GKV-Spitzenverband als Verantwortlicher für das Hilfsmittelverzeichnis nicht gesetzlich dazu ermächtigt, den Leistungsanspruch der Versicherten durch das Verzeichnis einzuschränken. Auch Hilfsmittel, die nicht im Hilfsmittelverzeichnis enthalten sind, können somit eine Leistungspflicht nach § 33 SGB V auslösen. Umgekehrt ist nicht jedes Produkt, das dort aufgeführt ist, in jedem Einzelfall automatisch ein Hilfsmittel. Das Hilfsmittelverzeichnis beinhaltet zwar Aussagen zum möglichen Nutzen eines Hilfsmittels, jedoch nicht dazu, ob ein Hilfsmittel im Einzelfall erforderlich (notwendig) ist.

> *Praxis-Tipp:*
>
> *Immer noch lehnen Krankenkassen Hilfsmittelversorgungen mit der Begründung ab, dass das Produkt nicht im Hilfsmittelverzeichnis aufgeführt sei. Dies ist nicht zulässig und verstößt gegen die Erforderlichkeit im Einzelfall. Gleiches gilt, wenn sich die Krankenkasse auf Aussagen aus dem Hilfsmittelverzeichnis beruft. So wird nicht selten ausgeführt, dass sich die im Hilfsmittelverzeichnis beschriebenen Einsatzbereiche (Indikationen) nicht mit dem konkreten Fall decken würden oder der GKV-Spitzverband, als Ersteller des Verzeichnisses, die Produkte nur für bestimmte Funktionen zugelassen hätte. In diesen Fällen lohnt sich in der Regel immer ein Widerspruch. Führen Sie darin aus, dass es nicht zulässig ist, pauschal ohne Bezug auf den Einzelfall, nur unter Bezug auf das Hilfsmittelverzeichnis abzulehnen.*

Pflegehilfsmittelverzeichnis

Nach § 78 SGB XI erstellt der Spitzenverband Bund der Pflegekasse als Anlage zum Hilfsmittelverzeichnis der GKV ein Pflegehilfsmittelverzeichnis. Darin sind die von der Leistungspflicht der Pflegeversicherung umfassten Pflegehilfsmittel aufzuführen, soweit diese Mittel nicht bereits im Hilfsmittelverzeichnis enthalten sind. Obwohl der Gesetzgeber hier die Formulierung „die von der Leistungspflicht umfassten Hilfsmittel" nutzt, hat das Bundessozialgericht mit Urteil vom 15.11.2007 (Aktenzeichen B 3 A 1/07R) ausgeführt, dass beide Hilfsmittelverzeichnisse als reine Auslegungs- und Orientierungshilfe für die medizinische und pflegerische Praxis zu verstehen sind.

Zusatzleistungen zur Hilfsmittelversorgung

Eine Hilfsmittelversorgung besteht regelhaft nicht nur aus der Bereitstellung des benötigten Produkts. Häufig werden zusätzliche Leistungen oder Produkte erforderlich sein, um eine Versorgung auch in ausreichender und notwendiger Qualität sicherzustellen.

Der Anspruch gemäß § 33 SGB V bzw. § 47 SGB IX umfasst nicht nur die Erstausstattung mit Hilfsmitteln, sondern auch deren Änderung, Instandsetzung bzw. Instandhaltung und Ersatzbeschaffung. Zu den notwendigen Änderungen gehören insbesondere Erweiterungen und Ergänzungen, die ihre Ursache in der Person des Versicherten haben oder in der fortschreitenden technischen Entwicklung begründet sind, wenn mit dem geänderten Hilfsmittel eine notwendige Verbesserung der Versorgungssituation erreicht wird.

Einfache und mehrfache Ausstattung

In direkter Konsequenz aus dem Wirtschaftlichkeitsgebot umfasst die Versorgung mit Hilfsmitteln zunächst nur die Grundausstattung in einfacher Stückzahl. Eine Mehrfachausstattung sollte aber immer dann vorgenommen werden, wenn das Hilfsmittel aus hygienischen Gründen ständig oder häufiger gewechselt werden muss bzw. Zwischenreinigungen erforderlich sind (z. B. Trachealkanülen bei einem tracheotomierten Patienten). Ferner kann eine Mehrfachausstattung mit einem typengleichen Hilfsmittel angezeigt sein, wenn sich dies wegen der besonderen Beanspruchung durch den Anwender als zweckmäßig und wirtschaftlich erweist; zum Beispiel, wenn das Hilfsmittel so stark beansprucht wird, dass ein regelmäßiger Austausch erforderlich ist. Eine Ausstattung mit einem weiteren Hilfsmittel derselben Art kann auch dann vorzunehmen sein, wenn den Bedürfnissen des Betroffenen mit einem Hilfsmittel nicht ausreichend Rechnung getragen werden kann. Auch aus Gründen der Sicherheit kann eine Mehrfachversorgung sinnvoll sein. So ist z. B. bei von Beatmungsgeräten abhängigen Patienten die Beatmungsmaschine in doppelter Anzahl zur Verfügung zu stellen, damit im Falle eines Gerätedefektes jederzeit auf ein Ersatzgerät gewechselt werden kann.

Denkbar wäre eine Mehrfachausstattung auch, wenn das Hilfsmittel an verschiedenen Orten eingesetzt werden muss (beispielsweise in der Schule und in der Häuslichkeit), aber nicht zwischen diesen Orten transportiert werden kann (z. B. ein Therapiestuhl). Eine Mehrfachausstattung ist aber in der Regel nicht möglich, wenn das Produkt beispielsweise in Ihrem eigenen Ferienhaus benötigt wird. Dies würde das Maß des Notwendigen überschreiten.

Anpassungs- und Änderungsleistungen

Bestimmte Hilfsmittel können nur dann sachgerecht genutzt werden, wenn sie an den Versicherten angepasst werden, etwa die Kürzung eines Gehstocks zur Anpassung an die Körpergröße. Diese Anpassungsleistung ist in der Regel Bestandteil der Hilfsmittelabgabe und vom jeweiligen Leistungserbringer durchzuführen. Die Anpassung erfolgt im Gegensatz zur Änderung nur bei der Erstabgabe des Produktes.

Änderung

Ist nach der Erstabgabe, also das Hilfsmittel ist schon längere Zeit in Verwendung, eine Anpassung notwendig, wird diese als Änderung bezeichnet. Die Änderung wird ebenfalls vom Leistungserbringer durchgeführt und hat ihre Ursache in der Regel in der Person des Versicherten. So kann z. B. bei einem Kind das Wachstum dazu führen, dass eine Änderung des Rollstuhls erforderlich wird oder bei einem UK-

Hilfsmittel (Unterstützte Kommunikation) der Wortschatz erweitert werden muss.

Sofern bei der Anpassung bzw. Änderung des Produktes Therapieparameter zu ermitteln und einzustellen sind, darf dies nur durch den behandelnden Arzt erfolgen. Einzelheiten werden in den jeweiligen Kassenverträgen geregelt. Diese können bei den Krankenkassen im Zweifelsfall erfragt werden.

Montageleistungen

Oftmals müssen Hilfsmittel vor der Nutzung montiert werden, etwa eine Kommunikationshilfe an einen Rollstuhl angebracht werden. Die Montage und die dazu erforderlichen Materialien sind ebenfalls Bestandteil der Abgabe und müssen daher vom Leistungserbringer erbracht werden. Eine Selbstmontage nach dem „Do-It-Yourself-Prinzip" ist nicht zulässig, Einzelheiten regeln auch hier die Kassenverträge.

Einweisungen in den Umgang mit dem Produkt

Bei Hilfsmitteln handelt es sich meist um Medizinprodukte, sodass alleine schon durch das Medizinprodukterecht gefordert wird, dass die Nutzer und Anwender der Produkte im Umgang mit denselben geschult sein müssen, vgl. hierzu die Medizinproduktebetreiber-Verordnung (MPBetreibV). Doch es gilt nicht nur für Medizinprodukte, sondern für alle Arten von Hilfsmittel ein Anspruch auf Einweisung, vgl. dazu § 33 SGB V bzw. § 47 SGB IX. Auch wenn die Produkte meistens für den Gebrauch durch Laien konzipiert wurden und eigentlich einfach zu bedienen sein müssten, benötigen die Anwender aber dennoch eine Einweisung, um die Produkte sachgerecht und ohne Gefahr für sich und andere nutzen zu können.

Bei einfachen Hilfsmitteln fällt die Einweisung in der Regel mit in die Aufgaben des Leistungserbringers bei der Abgabe des Produktes. Die Einweisungen komplizierterer Produkte werden meist gesondert vertraglich behandelt und als Training oder Schulung bezeichnet, so häufig bei elektronischen Kommunikationshilfen und Blindenhilfen zur Orientierung oder zur Informationsgewinnung. Sofern auch Betreuungs- und Pflegepersonen mit dem Hilfsmittel umgehen müssen, sind auch diese in die Einweisungen einzubeziehen.

> **Beispiel: Einweisung und Schulung**
>
> Ein behindertes Kind (z. B. infantile Cerebralparese) benötigt zur Kommunikation eine spezielle elektronische Kommunikationshilfe (sogenannte „Talker"). Das Kind nutzt das Gerät im Rahmen seiner kognitiven und körperlichen Fähigkeiten selbstständig im Alltag sowie in der Schule. Das Gerät muss jedoch regelhaft an die unterschiedlichen und individuellen Kommunikationssituationen angepasst werden. Diese Aufgabe wird durch die Eltern übernommen. Hierzu sind aber erweiterte Kenntnisse in der Gerätebedienung erforderlich. Die erforderliche Schulung des Kindes in die Gerätebedienung als Nutzer sowie die Schulung der Eltern in die Gerätebedienung als Betreuer fällt jeweils in die Leistungspflicht der GKV, da das Produkt ansonsten nicht sachgerecht genutzt werden kann.
>
> **Wichtig:** Gemäß § 4 MPBetreibV dürfen Medizinprodukte nur von Personen betrieben oder angewendet werden, die die erforderliche Ausbildung, Kenntnis und Erfahrung besitzen. Eine Einweisung in die Handhabung ist daher erforderlich. Abweichend ist eine Einweisung nur dann nicht erforderlich, wenn das Medizinprodukt laut Herstellerangaben selbsterklärend ist oder bereits eine Einweisung in ein baugleiches (nicht bauähnliches!) Medizinprodukt erfolgt ist. Zudem ist die Einweisung aktiver Medizinprodukte, d. h. mit elektrischer Energie betriebener Produkte, zu dokumentieren. Diese Ausbildungspflicht hat der Betreiber eines Medizinproduktes zu erfüllen und jeder Anwender einzufordern.

Gesetzliche Kranken- und Pflegekassen oder private Krankenversicherungsunternehmen sind zwar keine Betreiber von Medizinprodukten. Im Interesse ihrer Versicherten müssen sie aber in Bezug auf die Sicherheit der Medizinprodukte und damit auch auf die Einweisung – denn diese ist stets sicherheitsrelevant – auch die Pflichten eines Betreibers übernehmen, so der Gesetzgeber in der Begründung zu § 3 MPBetreibV. Die Leistungsträger können diese Einweisungspflicht auf die Leistungserbringer in den Verträgen nach § 127 SGB V übertragen.

Die Regelung greift die Verpflichtung aus § 33 Abs. 1 Satz 4 SGB V auf, erstreckt sich aber ausdrücklich auch auf den Bereich außerhalb des SGB V, sodass auch private Krankenkassen und die Pflegeversicherung diese Pflichten zu erfüllen haben.

> *Praxis-Tipp:*
>
> *Sie haben Anspruch auf eine vollständige und individuell auf Ihre Bedürfnisse abgestimmte Versorgung. Auch die Einweisung in den Gebrauch gehört dazu. Sollte ein Leistungserbringer diese Leistungen verweigern, fordern Sie Ihre Kranken- oder Pflegekasse auf, das Hilfsmittel, wie erforderlich und im Leistungsbescheid bestätigt, zur Verfügung zu stellen. Ihr Anspruch besteht gegenüber dem Leistungsträger und nicht gegenüber einem Leistungserbringer. Für die Umsetzung muss daher auch der Leistungsträger sorgen.*

Für Leistungen der medizinischen Rehabilitation, somit auch für Hilfsmittel zum Behinderungsausgleich, greift § 47 SGB IX die Einweisungsregelungen auf. Zudem ist aber in § 42 SGB IX festgehalten, dass die Hilfsmittelversorgung auch medizinische, psychologische und pädagogische Hilfen umfasst, soweit diese Leistungen im Einzelfall erforderlich sind, um u. a. Behinderungen einschließlich chronischer Krankheiten abzuwenden, zu beseitigen, zu mindern, auszugleichen, eine Verschlimmerung zu verhüten oder Pflegebedürftigkeit zu vermeiden, zu überwinden, zu mindern und auch eine Verschlimmerung zu verhindern. Solche Leistungen sind insbesondere

- Hilfen zur Unterstützung bei der Krankheits- und Behinderungsverarbeitung,
- Hilfen zur Aktivierung von Selbsthilfepotentialen,
- die Information und Beratung von Partnern und Angehörigen sowie von Vorgesetzten und Kollegen, wenn die Leistungsberechtigten dem zustimmen,
- die Vermittlung von Kontakten zu örtlichen Selbsthilfe- und Beratungsmöglichkeiten,
- Hilfen zur seelischen Stabilisierung und zur Förderung der sozialen Kompetenz, unter anderem durch Training sozialer und kommunikativer Fähigkeiten und im Umgang mit Krisensituationen,

- das Training lebenspraktischer Fähigkeiten sowie
- die Anleitung und Motivation zur Inanspruchnahme von Leistungen der medizinischen Rehabilitation.

Durch die im Gesetz genutzte Formulierung „insbesondere" wird deutlich, dass die vorgenannte Aufzählung nur beispielhaft genannt ist. Damit können dann aber auch spezielle Schulungen wie ein Rollstuhltraining oder ein Mobilitätstraining für blinde und sehbehinderte Personen eine Leistung im Einzelfall darstellen.

Laufende Kosten, Betriebskosten

5

Verursachen Hilfsmittel durch ihren Betrieb laufende Kosten, sind diese ebenfalls durch die GKV zu tragen. Das gilt etwa für alle Verbrauchsmaterialien, die zwingend für den Betrieb des Gerätes erforderlich sind.

Zu den Betriebskosten von Hilfsmitteln zählen u. a. Verbrauchsmaterialien wie z. B. spezielle Filtereinsätze für CPAP-Geräte. Diese werden wie Zubehör behandelt und müssen durch die GKV übernommen werden, sofern sie für den sachgerechten Gebrauch des Hilfsmittels zwingend erforderlich sind. Unter Umständen ist aber bei großen Verbrauchsmengen zu prüfen, ob gegebenenfalls eine Versorgung mit anderen Produkten mit geringerem Bedarf an Verbrauchsmaterialien auf Dauer wirtschaftlicher ist.

Auch die Energiekosten für elektrisch betriebene Hilfsmittel (z. B. Stromkosten für Sauerstoffkonzentratoren, Batterien für Insulinpumpen) können als Betriebskosten übernommen werden, sofern diese durch den Versicherten plausibel nachgewiesen werden. Jedoch ist zu beachten, dass die Energiekosten bei Hörgeräten für Versicherte, die das 18. Lebensjahr vollendet haben, von den Krankenkassen aufgrund gesetzlicher Vorgaben nicht übernommen werden dürfen, siehe die „Verordnung über Hilfsmittel von geringem therapeutischen Nutzen oder geringem Abgabepreis in der Gesetzlichen Krankenversicherung" gemäß § 34 SGB V.

> **Praxis-Tipp:**
>
> *Sofern Sie eine Erstattung von Energiekosten beantragen möchten, fragen Sie vorab bei Ihrer Krankenkasse nach, wie die Kosten plausibel nachgewiesen*

werden können. Hier gibt es je nach Krankenkasse unterschiedliche Verfahrensweisen.

Kosten für Zubehör

Als Zubehör werden spezielle Produkte bezeichnet, die den Funktionsumfang eines Hilfsmittels erweitern. Sie sind nicht zwingend für den Betrieb des Hilfsmittels erforderlich, können aber im Einzelfall erforderlich sein, um das Hilfsmittel an die individuellen Anforderungen anzupassen, z. B. spezielle Schalter oder Adaptionen bei Kommunikationshilfen. Teilweise ergibt sich das Erfordernis der Ausstattung mit Zubehör erst im Laufe einer „Hilfsmittelkarriere". So können sich etwa Ihre Anforderungen oder das Behinderungsbild verändern. Zubehör stellt dann oft eine schnelle und wirtschaftliche Alternative zur Neuversorgung dar.

> *Praxis-Tipp:*
>
> *Auch wenn Sie nach einer früheren Erstversorgung „nur" Zubehör für Ihr Hilfsmittel begehren, müssen Sie dennoch darlegen, dass Sie diese Produkte benötigen und das Zubehör im konkreten Einzelfall erforderlich und zweckmäßig ist. Beschreiben Sie, warum das Hilfsmittel in seiner Grundversion nicht ausreichend ist und welche Vorteile sich aus der Nutzung des Zubehörs ergeben. Auch diese Vorteile müssen sich wieder auf die o. g. Ziele der Versorgung mit Hilfsmitteln durch die GKV bzw. Pflegehilfsmitteln durch die SPV beziehen.*

Instandsetzung

Wird ein Hilfsmittel im Laufe seines „Lebens" beschädigt oder verschleißt planmäßig bzw. unplanmäßig, kann eine Reparatur (= Instandsetzung) wirtschaftlicher sein als eine Neuanschaffung. Die Krankenkasse kann daher auf eine Instandsetzung anstelle einer Neuversorgung bestehen. Umgekehrt ist die Neuversorgung die bessere und wirtschaftlichere Alternative, denn bei der Beurteilung der Wirtschaftlichkeit der Instandsetzung ist stets zu bedenken, dass die Gebrauchsdauer für die unterschiedlichen Produkte von einer Vielzahl von Faktoren abhängt und individuell beurteilt werden muss.

Bei Unbrauchbarkeit oder Verlust ist das Hilfsmittel zu ersetzen (siehe Ersatzbeschaffung). Art und Beschaffenheit des Hilfsmittels, Körperkonstitution sowie die individuellen Lebensumstände des Nutzers sind hierbei von Bedeutung. Ferner kommt es darauf an, ob dem Hilfsmittel die erforderliche sorgfältige Behandlung zuteilwird.

Ersatzbeschaffung

Sofern eine Instandsetzung nicht mehr möglich oder nicht mehr wirtschaftlich ist, besteht Anrecht auf eine Ersatzbeschaffung. Dies gilt auch dann, wenn das Produkt vor Ablauf der durchschnittlichen Gebrauchsdauer defekt oder unbrauchbar wird. Umgekehrt besteht aber nicht automatisch Anspruch auf eine Neuversorgung, nur weil die durchschnittliche Gebrauchsdauer überschritten wurde. Hat der Hersteller des Hilfsmittels jedoch in seinen Produktinformationen eine maximale Lebensdauer bzw. Nutzungszeit verbindlich festgelegt, ist das Produkt zu verwerfen und eine Ersatzbeschaffung durchzuführen. Für eine Ersatzbeschaffung ist daher eine individuelle Entscheidung notwendig. Auch nach Ablauf der Mindestgebrauchszeit besteht nicht automatisch ein Anspruch auf Ausstattung mit einem neuen Hilfsmittel oder Pflegehilfsmittel. Zunächst ist zu prüfen, ob das Produkt noch gebrauchsfähig ist oder durch Instandsetzung wieder gebrauchsfähig gemacht werden kann. Die Instandsetzung oder der Ersatz kann ganz oder teilweise verweigert werden, wenn der Versicherte oder der Pflegende die Unbrauchbarkeit oder den Verlust des Hilfsmittels durch Missbrauch vorsätzlich oder grob fahrlässig herbeigeführt hat. Dies zu beweisen, ist aber Aufgabe des Kostenträgers.

> *Praxis-Tipp:*
>
> *Sowohl bei einer Instandsetzung als auch bei einer Ersatzbeschaffung muss nicht zwingend der gesamte Beantragungsprozess wieder durchlaufen werden. Haben sich die Umstände und Bedingungen, welche zur Erstversorgung geführt haben, nicht geändert, können Sie sich darauf berufen.*

Ist das Hilfsmittel z. B. aufgrund körperlicher Veränderungen nicht mehr nutzbar und sind die Anforderungen nicht mehr erfüllt, ist eine Ersatzbeschaffung oder eine Änderung indiziert. Allerdings muss bei der Ersatzbeschaffung eines noch funktionstüchtigen Hilfsmittels das neue bzw. geänderte Hilfsmittel für den Versicherten deutliche Gebrauchsvorteile gegenüber dem alten Produkt aufweisen.

Diese Gebrauchsvorteile müssen sich wiederum bei den Grundbedürfnissen und Anforderungen im Alltag deutlich auswirken, eine bloße Komfortverbesserung oder ein neueres Design können nicht auschlaggebender Grund für einen Ersatz oder eine Anpassung sein. Auch Vorteile, die sich nur in speziellen Lebensbereichen auswirken, sind demnach nicht ausreichend. Objektiv unzureichend bzw. ungeeignet ist ein Hilfsmittel dann, wenn in der Person des Nutzers liegende Gründe eine sachgerechte Verwendung verhindern, z. B. der Ersatz einer bisher ausreichenden Versorgung mit einem mit Muskelkraft betriebenen Rollstuhl durch einen Elektrorollstuhl bei progredient (d. h. sich stetig verschlechternder) verlaufender Muskeldystrophie (Muskelschwäche).

Beispiel: Nicht erforderliche Ersatzbeschaffung

Ein gehbehinderter Versicherter hat einen Elektrorollstuhl bei der zuständigen Krankenkasse beantragt und auch bewilligt bekommen. Erst nach der Versorgung stellt er fest, dass ein Elektromobil für ihn zum Einkaufen geeigneter wäre und beantragt eine neue Versorgung mit einem Elektromobil. Gemäß Urteil des Bundessozialgerichtes vom 03.11.1999 (Aktenzeichen B 3 KR 15/99 R) besteht aber ein Anspruch nicht mehr, wenn der Versicherte bereits ausreichend versorgt wurde und zur Wahrung des entsprechenden Grundbedürfnisses (hier Einkaufen im Rahmen der selbstständigen Lebensführung) die Ausstattung mit einem weiteren Hilfsmittel nicht erforderlich ist. Die Krankenkasse hat also mit der für den Versicherten in Teilbereichen schlechteren Versorgung ihre Leistungspflicht erfüllt.

Instandhaltung

Technische Hilfsmittel unterliegen oftmals einem Verschleiß oder einer Abnutzung, sodass sie häufig gemäß Herstellerangaben regelmäßig einer Wartung und Kontrolle unterzogen werden müssen, damit ihre Funktionsfähigkeit und Sicherheit stets gewährleistet ist. Es ist wissenschaftlich unanfechtbar belegt und den Fachleuten bekannt und es hat sich seit Jahren bewährt, diese Instandhaltungsmaßnahmen durchzuführen. Für Medizinprodukte ordnet der Gesetzgeber daher in § 7 MPBetreibV eine Pflicht zur Instandhaltung an. Diese Wartungen, Kontrollen und Funktionsprüfungen sind dabei stets unter Berücksichtigung der Herstellervorgaben sowie Beachtung der anerkannten Regeln der Technik durchzuführen.

§ 33 SGB V bzw. § 47 SGB IX legen zudem fest, dass die Instandhaltung (§ 47 SGB IX) und die nach dem Stand der Technik zur Erhaltung der Funktionsfähigkeit und der technischen Sicherheit notwendigen Wartungen und technischen Kontrollen ebenfalls dem Leistungsanspruch auf eine Hilfsmittelversorgung unterliegen. Wie auch bereits bei den Einweisungen können die Leistungsträger diese Pflicht auf die Leistungserbringer in den Verträgen nach § 127 SGB V übertragen. Die Regelung greift die Verpflichtung aus § 33 Abs. 1 Satz 4 SGB V auf, erstreckt sich aber ausdrücklich auch auf den Bereich außerhalb des SGB V, sodass auch private Krankenkassen und die Pflegeversicherung diese Pflichten zu erfüllen haben.

> **Praxis-Tipp:**
>
> *Wartungs- und Kontrollmaßnahmen werden in der Regel durch den Hersteller in den Produktunterlagen wie etwa der Gebrauchsanweisung beschrieben. Im Zweifel fragen sie beim Hersteller nach. Sollte ein Leistungserbringer die notwendigen Wartungen und Kontrollen verweigern, fordern Sie Ihre Kranken- oder Pflegekasse auf, diese durchzuführen. Ihr Anspruch besteht gegenüber dem Leistungsträger und nicht gegenüber einem Leistungserbringer. Für die Umsetzung muss daher auch der Leistungsträger sorgen.*

Für bestimmte Produkte gibt es sogar eine gesetzliche Verpflichtung, zusätzlich zu den o. g. Wartungen und Kontrollen ganz bestimmte Prüfungen in definierten Abständen durchzuführen. Diese werden Sicherheitstechnische Kontrollen (STK) und Messtechnische Kontrollen (MTK) genannt. Auch auf Durchführung dieser Kontrollen haben Sie einen Anspruch.

> ***Praxis-Tipp:***
>
> *Geräte, für die eine STK erforderlich sind, finden Sie in der Anlage 1 der MPBetreibV aufgeführt. Für die Hilfsmittelversorgung sind hier insbesondere Elektrostimulationsgeräte, Drucktherapiegeräte mit Druckkammern, Beatmungsgeräte (laut Auskunft des Bundesministeriums für Gesundheit fallen auch CPAP-Geräte darunter) und bestimmte Infusionsgeräte zu nennen. In der Anlage 2 der MPBetreibV sind diejenigen Produkte aufgelistet, für die MTK erforderlich sind. Für die Hilfsmittelversorgung sind dies im Wesentlichen bestimmte Blutdruckmessgeräte.*

5

Besonderheit: Hilfsmittel zum Verbrauch

Hilfsmittel der Gesetzlichen Krankenversicherung können zwischen zum Verbrauch bestimmten und nicht zum Verbrauch bestimmten Hilfsmitteln unterschieden werden. Das ist insbesondere für Zuzahlungsregelungen von Bedeutung.

Nicht zum Verbrauch bestimmte Hilfsmittel

Nicht zum Verbrauch bestimmte Hilfsmittel können mehrmals von einem Versicherten genutzt werden. Hierzu zählen z. B. technische Produkte wie Rollstühle oder Badehilfen. Auch wenn das Produkt nach einmaligem Gebrauch vor der nächsten Nutzung durch den Versicherten gereinigt werden muss, zählt es zum Kreis der nicht zum Verbrauch bestimmten Hilfsmittel, z. B. Trachealkanülen bei Laryngektomie. Selbst wenn ein Produkt im Laufe seiner Nutzungszeit verschleißt bzw. abnutzt und dann erneuert werden muss, handelt es sich um nicht zum Verbrauch bestimmte Hilfsmittel, wenn zwischen den verschiedenen Nutzungszeiträumen auch Zeiträume liegen, in denen das Produkt nicht genutzt wird, z. B. Verneblerköpfe für Inhalationsgeräte. Oftmals sind die nicht zum Verbrauch bestimmten Hilfsmittel im Rahmen des Wiedereinsatzes bei verschiedenen Versicherten nutzbar.

Zum Verbrauch bestimmte Hilfsmittel

Zum Verbrauch bestimmte Hilfsmittel werden dagegen aufgrund ihrer Beschaffenheit, ihres Materials oder auch aus hygienischen Gründen nach einmaliger ununterbrochener Verwendung verworfen. Die Dauer der Nutzung ist dabei unerheblich und kann von wenigen Sekunden (z. B. Absaugkatheter) über Stunden (z. B. Einmalwindeln) bis zu mehreren Tagen (z. B. Filter für Atemtherapiegeräte) liegen. Zum Verbrauch bestimmte Hilfsmittel sind grundsätzlich nicht für den Wiedereinsatz bei einem oder auch bei verschiedenen Patienten geeignet.

> *Praxis-Tipp:*
>
> *Immer wieder wird von Kostenträgern oder Leistungserbringern versucht, verbindliche Verbrauchsmengen für die unterschiedlichen Produkte vorzugeben. Aufgrund des individuellen Versorgungserfordernisses ist dies aber grundsätzlich nicht möglich. Die gegebenenfalls vorliegenden Empfehlungslisten sind daher im Zweifelsfall nur sehr zurückhaltend anzuwenden und können immer nur als Anhaltspunkt dienen.*

Besonderheit: Zum Verbrauch bestimmte Pflegehilfsmittel

Zum Verbrauch bestimmte Pflegehilfsmittel sind Produkte, die wegen der Beschaffenheit ihres Materials oder aus hygienischen Gründen nur einmal benutzt werden können und in der Regel für den Wiedereinsatz nicht geeignet sind, z. B. Einmalmaterialien wie Desinfektionsmittel, Mundschutz oder Einmalhandschuhe. Die Aufwendungen der Pflegekassen für zum Verbrauch bestimmte Pflegehilfsmittel dürfen für den Pflegebedürftigen monatlich den Betrag von 40 Euro nicht übersteigen. Hierbei sind die Aufwendungen aller zum Verbrauch bestimmter Pflegehilfsmittel zusammenzurechnen, unabhängig von der Darreichungsform, Verpackungsgröße und der Art der Produkte. Unerheblich ist auch, ob ein Anspruch auf diese Leistungen erst im Verlauf eines Monats besteht. Aufwendungen über 40 Euro im Monat fallen in den Eigenverantwortungsbereich des Pflegebedürftigen und müssen selbst getragen werden.

Formlose Antragstellung

Die zum Verbrauch bestimmten Pflegehilfsmittel können bei Vorliegen einer Pflegebedürftigkeit ohne weitere Begründung von den Pflegebedürftigen beantragt werden. Die Produkte dürfen dann ausnahmslos nur für die ambulante private Pflege (und nicht durch Pflegedienste oder in Pflegeheimen) verwendet werden.

Folgende Produkte werden von dieser Regelung abgedeckt:

- Saugende Bettschutzeinlagen zum Einmalgebrauch
- Saugende Bettschutzeinlagen zur Wiederverwendung
- Fingerlinge
- Einmalhandschuhe (nicht steril)
- Mundschutz
- Schutzschürzen zum Einmalgebrauch
- Schutzschürzen zur Wiederverwendung
- Händedesinfektionsmittel
- Flächendesinfektionsmittel

Mittel von geringem oder umstrittenem therapeutischen Nutzen oder Abgabepreis

Das Bundesministerium für Gesundheit (BMG) hat aufgrund des § 34 Abs. 4 SGB V durch Rechtsverordnung bestimmte sächliche Mittel aus der Leistungspflicht der Gesetzlichen Krankenversicherung herausgenommen.

Keine Hilfsmittel

Die „Verordnung über Hilfsmittel von geringem therapeutischen Nutzen oder geringem Abgabepreis in der Gesetzlichen Krankenversicherung" regelt, dass bestimmte Produkte nicht von der Gesetzlichen Krankenversicherung übernommen werden dürfen, obwohl diese einen Hilfsmittelcharakter aufweisen.

Dies sind zum einen sächliche Mittel mit geringem oder umstrittenem therapeutischen Nutzen (§ 1 der Verordnung) und zum anderen sächliche Mittel mit geringem Abgabepreis (§ 2 der Verordnung). Diese Verordnung stellt eine abschließende Ausschlussliste dar. Der volle Wortlaut der Verordnung kann unter www.juris.de eingesehen werden.

Besonderheit Einmalhandschuhe

Gemäß § 2 Nr. 10 sind auch Einmalhandschuhe (steril oder nicht steril) von der Versorgung ausgeschlossen. Ausnahmen für die regelmäßige Katheterisierung und für die Darmentleerung bei Querschnittgelähmten mit Darmlähmung werden in der Verordnung benannt.

Eine weitere Ausnahme nennt die Verordnung bisher nicht: Demnach sind auch sterile Einmalhandschuhe bei Versicherten erforderlich, die mit einer Trachealkanüle versorgt sind und aufgrund bestimmter Erkrankungen mehrmals täglich abgesaugt werden müssen. In diesen Fällen wird zur Absaugung ein steriler Absaugkatheter verwendet. Dieser muss ausnahmslos mit sterilen Einmalhandschuhen gefasst werden, um ein Infektionsrisiko zu vermeiden. Das Bundesministerium für Gesundheit hat daher mit Schreiben an die Spitzenverbände der Krankenkassen vom 05.12.2005 (Aktenzeichen 226-43921) bestätigt, dass eine Versorgung zu Lasten der GKV mit sterilen Einmalhandschuhen bei Verwendung eines sterilen Absaugkatheters ebenfalls in Betracht kommt. Bisher wurde aber die Rechtsverordnung nicht angepasst.

Besonderheit Sehhilfen

Eine besondere Stellung innerhalb der Hilfsmittel der GKV nehmen die Sehhilfen ein (Brillen, Kontaktlinsen, Lupen- und Fernrohrsysteme usw.). Neben den Bestimmungen des § 33 SGB V gelten für Sehhilfen zusätzlich spezielle Regelungen. In der täglichen Versorgungspraxis sorgen diese Regelungen aufgrund ihrer stark leistungsbegrenzenden Inhalte oftmals für Probleme. Zum einen wird zwischen der Versorgung von Kindern bzw. Jugendlichen bis zum vollendeten 18. Lebensjahr und Erwachsenen unterschieden. Zum anderen muss auch beachtet werden, welchem Zweck die Hilfsmittel dienen – therapeutisch oder behinderungsausgleichend. Im letzteren Fall ist der Leistungsanspruch auf eine Hilfsmittelversorgung davon abhängig, wie stark die Ausprägung der Sehbehinderung ist.

Leistungseinschränkungen für Erwachsene

Für Versicherte, die das 18. Lebensjahr vollendet haben, besteht ein Leistungsanspruch auf behinderungsausgleichende Sehhilfen (einschließlich Kontaktlinsen), wenn aufgrund einer Sehschwäche oder Blindheit – entsprechend der von der Weltgesundheitsorganisation (WHO) empfohlenen Klassifikation des Schweregrades der Sehbeeinträchtigung – auf beiden Augen eine schwere Sehbeeinträchtigung mindestens der Stufe 1 (=Sehleistung bei bestmöglicher Korrektur < 0,3 auf beiden Augen) vorliegt.

5

Der Leistungsanspruch umfasst auch therapeutische Sehhilfen, wenn diese der Behandlung von Augenverletzungen oder Augenerkrankungen dienen, z. B. Schieltherapeutika.

Leistungsanspruch für Kinder und Jugendliche

Für Versicherte bis zur Vollendung des 18. Lebensjahres (Kinder und Jugendliche) wird der Leistungsanspruch nicht weiter durch § 33 SGB V eingeschränkt. Nähere Regelungen finden sich in der Hilfsmittel-Richtlinie, die unter www.g-ba.de eingesehen werden kann.

> **Wichtig:** Kosten für ein erforderliches Brillengestell sind generell nicht durch die Gesetzliche Krankenversicherung übernahmefähig (vgl. § 33 SGB V), dies gilt auch für Kinderversorgungen.

Leihweise Abgabe und Wiedereinsatz von Hilfsmitteln

Nach § 33 SGB V kann die Krankenkasse Hilfsmittel auch leihweise zur Verfügung stellen. Insbesondere bei hochwertigen technischen Produkten wie Rollstühlen, Beatmungsgeräten oder Kommunikationshilfen ist dies häufig der Fall. Gleiches gilt für Pflegehilfsmittel gemäß § 40 SGB XI.

Werden die Produkte maßgefertigt oder stark individuell angepasst, z. B. Prothesen, kommt eine leihweise Abgabe meist nicht infrage und das Hilfsmittel geht in das Eigentum des Versicherten über. Je nach Vertragsgestaltung zwischen Kasse und Leistungserbringer bleiben die Hilfsmittel aber unter Umständen auch im Eigentum der Leistungserbringer, der für die Nutzung durch den Versicherten eine sogenannte Nutzungs- oder Versorgungspauschale von der Krankenkasse erhält.

Gerätepool der Krankenkasse

Leihweise abgegebene Hilfsmittel gehen am Ende des Nutzungszeitraumes zurück in den Gerätepool der Krankenkasse. Sie werden technisch und hygienisch aufgearbeitet und können dann nach einer Sicherheits- und Funktionsprüfung bei einem weiteren Versicherten wieder eingesetzt werden. Sofern ein Wiedereinsatz nicht sofort möglich ist, werden Hilfsmittel auch eingelagert und erst im Bedarfsfall wieder eingesetzt. Die Poolverwaltung erfolgt oftmals auch durch die Vertragspartner der Krankenkasse selbst. Über die Einzelheiten des Verfahrens mit allen Details wie Wartung, Einlagerung, datentechnische Verwaltung, Logistik etc. schließen die Kassen Verträge nach § 127 SGB V mit den Leistungserbringern.

> **Wichtig:** Es besteht kein Anspruch auf eine Versorgung mit neuwertigen Geräten.

Versorgungspauschalen

Immer häufiger werden auch nur noch sogenannte Versorgungspauschalen vertraglich vereinbart. Hier verpflichtet sich der Lieferant für eine vorab definierte Geldsumme, das Hilfsmittel und alle erforderlichen Dienstleistungen, Reparaturen usw. zur Verfügung zu stellen. Das Produkt bleibt sein Eigentum und wird nur an den Versicherten verliehen. Auch diese Produkte werden mehrfach eingesetzt, da die Pauschalen das Produkt bei nur einmaligem Einsatz in der Regel nicht refinanzieren.

Wichtig: Der Lieferant ist verpflichtet, alle gemäß Vertrag vereinbarten Leistungen zu erbringen. Benötigen Sie darüber hinaus noch weitere Leistungen, z. B. vertraglich nicht erfasstes Zubehör, müssen Sie dafür bei der Kasse einen weiteren Antrag stellen.

Muss der Lieferant wegen der niedrigen Versorgungspauschale eng kalkulieren, werden auch nur eingeschränkt Hilfsmittel der entsprechenden Produktart zur Auswahl stehen (wenn überhaupt). Kommen Sie mit dem in der Pauschale enthaltenen Produkt nicht zurecht, müssen Sie das der Krankenkasse mitteilen und begründen. Gegebenenfalls ist dann eine Umversorgung erforderlich. Sie müssen sich dann nicht auf die vereinbarte Pauschalversorgung beschränken.

5

Wiedereinsatz

Nicht jedes Hilfsmittel eignet sich für den Wiedereinsatz. Produkte, die zum Wiedereinsatz geeignet sind, müssen bestimmte weiter gehende Qualitätseigenschaften aufweisen, insbesondere hinsichtlich Austauschbarkeit für den Patientenwechsel und Sicherheit bezogen auf die gesamte Lebensdauer. Eine gute Produktqualität ist die maßgebliche Voraussetzung für eine erfolgreiche und wirtschaftliche Hilfsmittelversorgung. Sofern diese nicht gewährleistet ist, kann es zu vorzeitigen Neuversorgungen oder zu Fehlversorgungen mit entsprechenden Folgekosten kommen.

Kein Wiedereinsatz möglich

Generell sind Verbrauchshilfsmittel vom Wiedereinsatz ausgeschlossen. Auch maßgefertigte, d. h. für einen Patienten speziell angefertigte Produkte sind nicht wiedereinsatzfähig. Industriell hergestellte und haltbare Produkte wie Rollstühle, Kranken- und Pflegebetten oder Gehhilfen eignen sich hingegen besonders für den Wiedereinsatz. Spezielle Produkte können nur zum Teil wiedereingesetzt werden, so z. B. Beatmungsgeräte. Hier ist das Grundgerät oftmals wiedereinsetzbar, erforderliches Zubehör wie das Atemschlauchsystem muss aber getauscht werden.

Abnutzung und Verschleiß

Da Wiedereinsatzprodukte einem Gebrauch unterliegen und damit auch abnutzen und verschleißen können, ist vor der neuen Nutzung durch einen weiteren Versicherten zwingend eine technische Prüfung und hygienische Aufarbeitung durchzuführen. Welche Maßnahmen konkret durchzuführen sind, ist im Einzelfall zu entscheiden. Verbindliche Hinweise hierzu liefern die Informationen des Geräteherstellers. Diese sind strikt zu beachten.

5

Wichtig: Unsachgemäßer Wiedereinsatz und Missachtung der Herstellervorgaben führen zu Gefährdung von Patienten und Dritten, wie z. B. Pflegepersonal. Im Schadensfall bestehen entsprechende haftungsrechtliche Konsequenzen für den Leistungserbringer, da die Verträge mit den Kassen in der Regel bestimmen, dass die Leistungserbringer die Funktion, die einwandfreie hygienische sowie die sichere Beschaffenheit des Produktes beim Wiedereinsatz zu gewährleisten haben. Fragen Sie bei gebrauchten Geräten nach, ob alle erforderlichen Maßnahmen ergriffen wurden.

Stand der Technik

Ein Problem des Wiedereinsatzes können auch überalterte Hilfsmittel darstellen, da diese ggf. nicht mehr dem Stand der Technik entsprechen und für den Patienten im Vergleich zu den aktuellen Geräten am Markt stärkere Nebenwirkungen oder eingeschränkte therapeutische Möglichkeiten bieten. Dies wird z. B. von Beatmungsgeräten zur häuslichen Langzeitbeatmung berichtet, da sich bei diesen erhebliche Veränderungen an der Technik und damit auch bei den Möglichkeiten der Therapie ergeben haben. Vor einem Wiedereinsatz sollte daher immer geprüft werden, ob das Produkt noch dem Stand der Versorgung, d. h. dem Stand der Medizin und der Technik entspricht und im vorliegenden Einzelfall ausreichend für die Versorgung ist.

Dabei ist auch zu unterscheiden zwischen Gebrauchszeiten – also den Zeiten, in denen das Produkt tatsächlich gebraucht wurde – und der Lebenszeit, also den Gebrauchszeiten und den Lagerzeiten im Gerätepool. Objektiv ungeeignet ist ein Gerät aber nicht schon dann, wenn es ein bestimmtes Lebensalter erreicht oder überschritten hat, sondern erst, wenn in der Person des Versicherten liegende Gründe die Versorgung mit einem neuen bzw. anderen Gerät erforderlich machen.

Wichtig: Falls Sie eine leihweise Überlassung von Pflegehilfsmitteln ohne zwingenden Grund ablehnen, haben Sie die Kosten des Pflegehilfsmittels in vollem Umfang selbst zu tragen.

Zuzahlungen und Eigenanteile zur Hilfsmittelversorgung

5

Hilfsmittel und Pflegehilfsmittel sind dem Versicherten in Form einer Sachleistung zur Verfügung zu stellen, mit der eine ausreichende, zweckmäßige und wirtschaftliche Versorgung gewährleistet wird. Je nach Hilfsmittel und Fallkonstellation sind vom Versicherten aber zusätzliche finanzielle Beteiligungen zu leisten.

Zuzahlungen

Gemäß § 61 i. V. m. § 33 SGB V hat grundsätzlich jeder Versicherte, der das 18. Lebensjahr vollendet hat, zu jedem verordneten Hilfsmittel eine Zuzahlung zu leisten. Hierbei ist zwischen zum Verbrauch bestimmten Hilfsmitteln und nicht zum Verbrauch bestimmten Hilfsmitteln zu unterscheiden (siehe vorhergehende Kapitel).

Wichtig: Kinder und Jugendliche sind von der Zuzahlung grundsätzlich befreit.

Höhe der Zuzahlung

Für nicht zum Verbrauch bestimmte Hilfsmittel ist für jedes Hilfsmittel, auch wenn diese gemeinsam verordnet werden, eine Zuzahlung von 10 % des Gesamtpreises zu leisten – mindestens jedoch 5 Euro und maximal 10 Euro, aber nicht mehr als die Kosten des Hilfsmittels selbst. Für zum Verbrauch bestimmte Hilfsmittel sind 10 % je Packungseinheit, höchstens jedoch 10 Euro je Monat zu leisten, Mindestbeträge wurden hier nicht festgesetzt.

Berechnung der Zuzahlung

Grundlage für die Berechnung der Zuzahlung ist der von der Krankenkasse zu übernehmende Betrag, z. B. der Festbetrag gemäß § 36 SGB V oder der von der Kasse an den Leistungserbringer gezahlte Vertragspreis gemäß § 127 SGB V. Die Zuzahlung berechnet sich aus den Kosten für die gesamte Versorgung mit dem jeweiligen Hilfsmittel, also unter Einbeziehung aller Kosten für Zubehör-, Zurüst- oder Zusatzteile sowie die Auslieferung, Anpassung oder Erprobung des Hilfsmittels. Preise für Hausbesuche und Wegegeld werden ebenfalls dem Preis für das Hilfsmittel zugeschlagen, da sie dazu dienen, das Hilfsmittel gebrauchsfertig zur Verfügung zu stellen. Dies gilt auch für Verbrauchsmaterialien, die im – ggf. vertraglich vereinbarten – Lieferumfang eines nicht zum Verbrauch bestimmten Basisproduktes enthalten sind und in einer Versorgung ausgeliefert werden. In diesem Fall wird für das Verbrauchsmaterial keine gesonderte Zuzahlung berechnet. Die Kosten werden der Grundleistung (dem Grundprodukt) zugeschlagen und die Zuzahlung gemäß den Regelungen für nicht zum Verbrauch bestimmte Hilfsmittel berechnet.

> **Wichtig:** Nachträgliche Zurüstungen oder Lieferungen von Zubehör- oder Zusatzteilen, die nicht zum Verbrauch bestimmt sind, werden wie eigenständige Hilfsmittel behandelt und unterliegen auch einer eigenen Zuzahlungspflicht.

Je nach Vertragsgestaltung zwischen Krankenkasse und Hilfsmittellieferant kann es sich beim Ausgangsbetrag für die Berechnung um einen Kaufpreis, eine Wiedereinsatzvergütung oder auch um Mieten bzw. Versorgungspauschalen handeln. Auf jede fällig werdende Miet- oder Pauschalzahlung ist eine Zuzahlung von 10 % zu berechnen, mindestens 5 Euro, aber nicht mehr als die Höhe des fälligen Miet- bzw. Pauschalbetrages. Da sich die Zuzahlung auf das eingesetzte Hilfsmittel bezieht, können je Hilfsmittel für den gesamten Versorgungszeitraum maximal

10 Euro erhoben werden, auch wenn mehrere (Folge-)Verordnungen zugrunde liegen. Sofern der vertraglich festgelegte Versorgungszeitraum die übliche Lebensdauer eines Produktes widerspiegelt, entsteht bei Fälligwerden einer weiteren Pauschale eine neue Zuzahlung.

Eine höhere Zuzahlung als 10 Euro für eine Versorgung kann anfallen, wenn die Miete bzw. Pauschale nicht nur die Kosten für das Produkt, sondern auch die Kosten für benötigte, zum Verbrauch bestimmte Produkte enthält (z. B. die Fallpauschale für ein Elektrostimulationsgerät schließt die Kosten für die Elektroden ein). Bei einer solchen Konstellation hat die jeweilige Krankenkasse auf Basis der vertraglichen Regelung eine individuelle Entscheidung über die Zuzahlung für zum Verbrauch bestimmte Hilfsmittel zu treffen.

Begrenzung der Zuzahlung

Zum Schutz der Versicherten vor übermäßigen Belastungen hat der Gesetzgeber die Zuzahlungspflicht begrenzt. Erreicht die Summe aller Zuzahlungen pro Kalenderjahr die Summe von 2 % des jährlichen Bruttoeinkommens des Versicherten, brauchen keine weiteren Zuzahlungen mehr geleistet werden.

> **Wichtig:** Bei der Ermittlung der Zuzahlungssumme zählen nicht nur Hilfsmittel, sondern alle Zuzahlungen, also auch die für Arzneimittel oder Heilmittel. Nicht zur Gesamtsumme zählen aber andere Zahlungen, z. B. ein Gebrauchsgegenstandsanteil oder der Differenzbetrag zwischen Abgabepreis und Festbetrag nach § 36 SGB V.

Bei chronisch Kranken beträgt die Grenze nur 1 % des Bruttoeinkommens, sofern sich der Versicherte therapiegerecht verhält. Explizite Regelungen und Ausnahmen enthält § 62 SGB V.

> *Praxis-Tipp:*
>
> *Die Befreiung von der Zuzahlung erfolgt auf Antrag. Fragen Sie bei Ihrer Kasse nach entsprechenden Antragsformularen. Heben Sie stets alle Quittungen über geleistete Zuzahlungen auf. Sie benötigen diese, um zu beweisen, dass Sie die Zumutbarkeitsgrenze überschritten haben.*

Einzug der Zuzahlung

Nach dem Gesetzeswortlaut hat der Versicherte die Zuzahlung an die abgebende Stelle zu entrichten. Die abgebende Stelle in diesem Sinne ist der Vertragspartner der Krankenkasse, der zur Abrechnung des Hilfsmittels berechtigt ist. D. h., der Betrag der Zuzahlung wird vom Leistungserbringer eingezogen, er ist für die Einziehung verantwortlich. Geleistete Zuzahlungen hat der Leistungserbringer gegenüber dem Versicherten zu quittieren. Der Leistungserbringer hat in diesem Zusammenhang anzugeben, welches Hilfsmittel und in welcher Anzahl abgegeben wurde. Bei zum Verbrauch bestimmten Hilfsmitteln ist ferner der Versorgungszeitraum anzugeben – ggf. unter Berücksichtigung der ärztlichen Verordnung.

Besonderheiten und Ausnahmen

Hilfsmittel, die im Regelfall zum funktionsgerechten Einsatz als Paar abgegeben werden, sind als Versorgungseinheit anzusehen und nur mit einer Zuzahlung gemäß § 33 SGB V zu belegen. Hierzu zählen insbesondere

- Orthopädische Schuhe,
- Schuhzurichtungen an konfektionierten Schuhen,
- Einlagen,
- Gehstützen,
- Brillengläser,
- Kontaktlinsen und
- Kompressionsstrümpfe.

Bei Mehrfachausstattungen entsteht aber je Hilfsmittel eine Zuzahlung (z. B. bei Lieferung von zwei Kompressionsstrümpfen für das linke Bein entstehen zwei Zuzahlungen). Bei nachfolgenden Produkten werden für die Versorgung auf jeder Körperseite unterschiedliche Indikationen unterstellt, da diese Hilfsmittel in der Regel nicht paarweise – und häufig zeitversetzt – abgegeben werden bzw. die Versorgung mit einem Produkt nicht von einem Gegenstück abhängig ist. Dies sind vor allem

- Bandagen,
- Orthesen,

- Verbandschuhe und
- Hörgeräte.

Auch wenn die Versorgung in Einzelfällen auf beiden Seiten zeitgleich erfolgt, entstehen zwei Zuzahlungen.

Keine Zuzahlung

Für bestimmte Leistungen wird keine Zuzahlung erhoben. Dazu zählen insbesondere Kosten für die Rückholung und Aussonderung von Hilfsmitteln oder für Reparatur- und Wartungsleistungen sowie für technische Kontrollen.

Sofern vorhandene Akkus ausgetauscht werden, handelt es sich um eine Reparatur, die ebenfalls zuzahlungsfrei ist. Batterien sind aber wieder zum Verbrauch bestimmte Produkte, die mit der entsprechenden gesetzlichen Zuzahlung belegt werden.

Ersatzteile gehören zur Reparatur oder Wartung und werden nicht mit einer Zuzahlung belegt, sofern lediglich bereits vorhandene Bestandteile des Hilfsmittels gegen gleichartige Komponenten ausgetauscht werden und diese nicht zum Verbrauch bestimmt sind. Wenn es sich jedoch um Zurüstungen bisher noch nicht vorhandener Hilfsmittelkomponenten handelt oder das Hilfsmittel ausgetauscht wird (Ersatzbeschaffung), entsteht wieder eine gesetzliche Zuzahlung.

Bei einem Blindenführhund ist keine Zuzahlung zum pauschalen Aufwendungsersatz (Futterkosten) oder zu Tierarztkosten zu leisten.

Bei Produkten, die aufgrund von Schwangerschaftsbeschwerden abgegeben werden oder die im Zusammenhang mit der Entbindung stehen (z. B. Kompressionsstrumpfhosen für die Schwangerschaft), besteht keine Zuzahlungspflicht.

> **Praxis-Tipp:**
>
> *Erhalten Sie Hilfsmittel von verschiedenen Leistungserbringern, ist zunächst von jedem Leistungserbringer bei der Versorgung die Zuzahlung vollständig zu erheben. Die Rückerstattung gegebenenfalls zu viel gezahlter Beträge (z. B. zweimal 10 EUR in einem Monat für zum Verbrauch bestimmte Hilfsmittel bei verschiedenen Leistungserbringern) erfolgt durch die Krankenkasse auf An-*

trag. Sofern die Maximalwerte überschritten werden, muss die Krankenkasse eine Erstattung vornehmen.

Zuzahlungen für Pflegehilfsmittel

Versicherte, die das 18. Lebensjahr vollendet haben, haben zu den Kosten der Pflegehilfsmittel – mit Ausnahme der zum Verbrauch bestimmten Pflegehilfsmittel – eine Zuzahlung von 10 %, höchstens jedoch 25 Euro je Pflegehilfsmittel an die abgebende Stelle zu leisten. Zur Vermeidung von Härten kann die Pflegekasse den Versicherten in entsprechender Anwendung der §§ 61 und 62 SGB V ganz oder teilweise von der Zuzahlung befreien. Bei leihweise bzw. im Leasingverfahren überlassenen technischen Pflegehilfsmitteln entfällt eine Zuzahlung.

Eigenanteils- und Zuschussempfehlungen

Wird ein Hilfsmittel oder Pflegehilfsmittel in Verbindung mit einem Gebrauchsgegenstand verwendet, ersetzt es diesen (z. B. Orthopädische Schuhe) oder es ist in ihm ein Gebrauchsgegenstand enthalten (z. B. Autokindersitz). Die Leistungspflicht der Krankenkasse oder Pflegekasse beschränkt sich dabei auf das eigentliche Hilfsmittel oder Pflegehilfsmittel.

Gebrauchsgegenstandsanteil

Den auf den Gebrauchsgegenstand entfallenden Kostenanteil hat der Versicherte selbst zu tragen. Bei solchen Produkten kann die Krankenkasse entweder einen Zuschuss für den Hilfsmittelanteil an den Versicherten zahlen oder einen Eigenanteil für den Gebrauchsgegenstandsanteil vom Versicherten erheben.

Die fehlende reale Trennbarkeit des Produktes ist kein Hindernis, Hilfsmittel und Gebrauchsgegenstand wirtschaftlich zu unterscheiden. Das ist im Einzelfall zu prüfen. Auf diese Prüfung kann allerdings unter ökonomischen Gesichtspunkten verzichtet werden, wenn sie mit hohem Aufwand verbunden wäre und immer wieder zum gleichen Ergebnis käme. Der GKV-Spitzenverband hat deshalb zur Vereinfachung des Verwaltungsverfahrens eine Empfehlung zur Höhe der Beträge abgegeben.

Wichtig: Diese Empfehlung ist nicht verbindlich und stellt lediglich Anhaltspunkte dar. Dennoch richten sich die meisten Kassen danach.

Eigenanteilsempfehlung des GKV-Spitzenverbands

Die folgenden Produkte des Hilfsmittelverzeichnisses (HMV) werden von der GKV bei Vorliegen der individuellen Anspruchsvoraussetzungen als Sachleistung zur Verfügung gestellt. Der GKV-Spitzenverband hat dazu im Jahr 2012 eine unverbindliche Empfehlung herausgegeben. Diese listet die gemäß Auffassung des GKV-Spitzenverbands von den Versicherten je Versorgungsfall zu leistenden Eigenanteile auf. Allerdings wurde die Liste seit 2012 nicht mehr aktualisiert und stimmt daher in Bezug auf die aufgeführten Hilfsmittelnummern zum Teil nicht mehr mit dem aktuellen Hilfsmittelverzeichnis überein. Die folgende Tabelle gibt in Ermangelung neuer Daten den Stand 2012 wieder.

	Bezeichnung	HMV-Nummer	Eigenanteil
Orthopädische Maßschuhe für Erwachsene	Orthopädische Straßenschuhe	31.03.01.0	76 EUR pro Paar
	Orthopädische Hausschuhe	31.03.01.1	40 EUR pro Paar
	Orthopädische Sportschuhe	31.03.01.2	30 EUR pro Paar
	Orthopädische Badeschuhe	31.03.01.3	14 EUR pro Paar
	Orthopädische Interimsschuhe	31.03.01.4	0 EUR

5

	Bezeichnung	HMV-Nummer	Eigenanteil
Orthopädische Konfektions- schuhe für Er- wachsene	Stabilisations- schuhe bei Sprunggelenk- bandschädigung	31.03.03.0	76 EUR pro Paar
	Stabilisations- schuhe bei Achillessehnen- schädigung	31.03.03.1	76 EUR pro Paar
	Stabilisations- schuhe bei Lähmungs- zuständen	31.03.03.2	76 EUR pro Paar
	Verbandschuhe (Kurzzeit)	31.03.03.3	0 EUR
	Verbandschuhe (Langzeit)	31.03.03.4	0 EUR
	Fußteilentlas- tungsschuh	31.03.03.5	0 EUR
	Korrektursiche- rungsschuhe	31.03.03.6	0 EUR
	Schuhe über Beinorthese	31.03.03.7	76 EUR pro Paar
	Konfektionierte Schutzschuhe für Diabetiker (Straßenschuhe)	31.03.08.0	76 EUR pro Paar
	Konfektionierte Schutzschuhe für Diabetiker (Hausschuhe)	31.03.08.0	40 EUR pro Paar

	Bezeichnung	HMV-Nummer	Eigenanteil
Orthopädische Maßschuhe für Kinder	Orthopädische Straßenschuhe	31.03.01.0	45 EUR pro Paar
	Orthopädische Hausschuhe	31.03.01.1	20 EUR pro Paar
	Orthopädische Sportschuhe	31.03.01.2	20 EUR pro Paar
	Orthopädische Badeschuhe	31.03.01.3	14 EUR pro Paar
	Orthopädische Interimsschuhe	31.03.01.4	0 EUR
Orthopädische Konfektionsschuhe für Kinder	Stabilisationsschuhe bei Sprunggelenkbandschädigung	31.03.03.0	76 EUR pro Paar
	Stabilisationsschuhe bei Achillessehnenschädigung	31.03.03.1	76 EUR pro Paar
	Stabilisationsschuhe bei Lähmungszuständen	31.03.03.2	76 EUR pro Paar
	Verbandschuhe (Kurzzeit)	31.03.03.3	0 EUR
	Verbandschuhe (Langzeit)	31.03.03.4	0 EUR
	Fußteilentlastungsschuh	31.03.03.5	0 EUR
	Korrektursicherungsschuhe	31.03.03.6	0 EUR
	Schuhe über Beinorthese	31.03.03.7	76 EUR pro Paar

5

Bezeichnung	HMV-Nummer	Eigenanteil
Zwei-/Dreirad	22.51.01.0 22.51.02.0 22.51.02.2	255 EUR
Therapiedrei-räder für Erwachsene		255 EUR
Behinderungs-gerechter Auto-kindersitz	26.11.06.0	100 EUR (bis zur Vollendung des 12. Lebensjahrs)
Personenstand-waage	21.99.01.0	30 EUR
Funk-Babysender (nur diese, keine weiteren Produkte)	16.99.09.0	25 EUR
Blitz-/Vibrations-wecker	16.99.09.3	15 EUR
Reha-Karren/ Buggy	18.99.01.0 18.99.01.1 18.99.01.2	100 EUR (bis zur Vollendung des 3. Lebensjahrs)
Spreizkinder-wagen	18.99.01.3	200 EUR

Praxis-Tipp:

Grundsätzlich ist gemäß § 33 i. V. m. § 61 SGB V eine Zuzahlung des Versicherten zu allen Zahlungen seiner Krankenkasse im Rahmen seiner Hilfsmittelversorgung fällig (siehe vorhergehenden Abschnitt). Grundlage für die Berechnung der Zuzahlung ist der von der Krankenkasse zu übernehmende Betrag. Ein Gebrauchsgegenstandsanteil, den der Versicherte zu zahlen hat, muss deshalb vor der Berechnung der Zuzahlung vom Abgabepreis des Hilfsmittels abgezogen werden. Der Zuzahlungsbetrag reduziert sich dadurch. Achten Sie darauf, dass die Krankenkasse dies auch so umsetzt.

┌ **Beispiel: Orthopädische Schuhe**

Herr L. benötigt für sich selbst ein paar maßgefertigte orthopädische Straßenschuhe (Positionsnummer gemäß Hilfsmittelverzeichnis 31.03.01.0).
Jeder Schuh stellt jeweils ein Hilfsmittel dar und kostet 350 EUR, d. h.,
die Kosten für ein Paar betragen insgesamt 700 EUR. Da Herr L. das 18.
Lebensjahr vollendet hat, muss er gemäß § 33 SGB V für jedes Hilfsmittel
eine Zuzahlung von 10 % des Gesamtpreises (hier 350 EUR) – maximal
jedoch 10 EUR je Hilfsmittel – leisten. Da orthopädische Schuhe aber
gemäß Empfehlung des GKV-Spitzenverbands immer als Paar-Versorgung
zu betrachten sind, wird nur eine Zuzahlung in Höhe von 10 EUR fällig.
Gemäß Empfehlung beträgt der Eigenanteil für ein Paar Straßenschuhe
76 EUR. Der Leistungserbringer erhält folglich von der Kasse 700 EUR
– 76 EUR – 10 EUR = 614 EUR. Herr L. muss an den Leistungserbringer
die zur Begleichung der kompletten Rechnung erforderliche Differenz
(700 EUR – 614 EUR) von 86 EUR zahlen.

Empfehlung des GKV-Spitzenverbands für Zuschüsse

Die folgenden Produkte werden von der GKV nicht als Sachleistung zur
Verfügung gestellt. Vielmehr müssen sie selbst angeschafft werden,
allerdings soll gemäß einer unverbindlichen Empfehlung des GKV-
Spitzenverbands aus dem Jahre 2012 die Krankenkasse einen Zuschuss
in angegebener Höhe zahlen. Wie auch bereits bei den Eigenanteilen
wurde die Empfehlung seit 2012 ebenfalls nicht mehr aktualisiert. Die
folgende Tabelle gibt in Ermangelung neuer Daten den Stand 2012
wieder.

Bezeichnung	Zuschuss
Badehose oder -anzug für Inkontinente	175 EUR
Badeanzug für Brustprothesenträgerinnen	50 EUR
Schlupfsack, z. B. für Rollstuhlfahrer	max. 125 EUR
Zuschuss zur Prothesenfixierung für Brustprothesenträgerinnen	40 EUR

> **Beispiel: Autokindersitz**
>
> Familie M. benötigt für den Transport ihrer zehnjährigen, behinderten Tochter einen behinderungsgerechten Autokindersitz der Produktart 26.11.06.0 des Hilfsmittelverzeichnisses. Der Kaufpreis beträgt 1.650 EUR. Gemäß Empfehlung des GKV-Spitzenverbands beträgt der Eigenanteil 100 EUR. Der Leistungserbringer erhält von der Kasse folglich 1.650 EUR – 100 EUR = 1.550 EUR. Familie Müller muss für den Kindersitz 100 EUR an den Leistungserbringer zahlen.

5 Wirtschaftliche Aufzahlung

Grundsätzlich ist es der Krankenkasse nicht möglich und auch nicht erlaubt, zusätzliche Leistungen, die über das Maß des Notwendigen hinausgehen, zu übernehmen. § 12 Abs. 1 SGB V regelt, dass die Leistungen ausreichend, zweckmäßig und wirtschaftlich sein müssen und sie das Maß des Notwendigen nicht überschreiten dürfen. Leistungen, die nicht notwendig oder unwirtschaftlich sind, können Versicherte nicht beanspruchen, dürfen die Leistungserbringer nicht bewirken und die Krankenkassen nicht bewilligen.

Mehrkosten durch bessere Versorgung

§ 33 SGB V erlaubt aber dem Versicherten den Bezug eines höherwertigen Hilfsmittels bzw. zusätzlicher Leistungen, die über das Maß des Notwendigen hinausgehen, wenn er die Mehrkosten selbst trägt. Diese Zahlung wird direkt vom Versicherten an den Leistungserbringer geleistet und als „wirtschaftliche Aufzahlung" bezeichnet.

> **Wichtig:** Die wirtschaftliche Aufzahlung ist nicht auf die Belastungsgrenze für gesetzliche Zuzahlungen anrechenbar. Entstehen aus der höherwertigen Versorgung auch höhere Folgekosten, z. B. für ansonsten nicht erforderliche Wartungen oder für teurere Verbrauchsmaterialien, so müssen auch diese vom Versicherten selbst getragen werden.

⌐ **Beispiel: CPAP-Gerät**

Herr Meier benötigt nach eingehender Diagnose und Empfehlung durch ein Schlaflabor ein Druckunterstützungsgerät zur Therapie der obstruktiven Schlafapnoe (CPAP-Gerät). Da Herr Meier regelmäßig auch längere Fahrten mit dem Wohnmobil unternimmt und dabei die für den Betrieb des CPAP-Gerätes erforderliche Spannungsversorgung mit 230 V nicht immer gewährleistet wäre, benötigt er einen sogenannten Wechselrichter (Kaufpreis 260 EUR), welcher die 12 V Bordspannung des Wohnmobils in 230 V Netzspannung umwandelt. Das CPAP-Gerät wird von der Krankenkasse als Sachleistung zur Verfügung gestellt, Herr Meier muss lediglich die gesetzliche Zuzahlung von 10 EUR leisten. Der Wechselrichter geht jedoch über die Leistungspflicht der GKV hinaus und wird daher nicht von der Krankenkasse übernommen. Dennoch bittet er den Leistungserbringer um Lieferung des Wechselrichters, sodass er die 260 EUR für die Anschaffung selbst tragen muss. Insgesamt hat also Herr Meier 270 EUR (10 EUR Zuzahlung für das CPAP-Gerät zzgl. 260 EUR für den Wechselrichter) an den Leistungserbringer zu zahlen.

5

Festbeträge

Festbeträge für Hilfsmittel stellen eine Obergrenze dar, bis zu der die Kosten übernommen werden dürfen. Sie begrenzen die Leistungspflicht der Krankenkassen und den Anspruch des Versicherten.

Der Spitzenverband Bund der Krankenkassen (GKV-Spitzenverband) bestimmt gemäß § 36 SGB V Hilfsmittel, für die bundeseinheitlich und für alle Krankenkassen verbindlich Festbeträge festgesetzt werden. Dabei sollen unter Berücksichtigung des Hilfsmittelverzeichnisses nach § 139 SGB V in ihrer Funktion gleichartige und gleichwertige Mittel in Gruppen zusammengefasst und die Einzelheiten der Versorgung festgelegt werden. Ferner sind für die Gruppen einheitliche Festbeträge festzusetzen. In Verbindung mit § 12 SGB V kommt die Kasse im Leistungsfalle ihrer Leistungspflicht mit Gewährung des Festbetrages nach. Mehrkosten, die über einen Festbetrag hinausgehen, muss der Versicherte selbst tragen (§ 33 SGB V).

Festbeträge für Hilfsmittel

Festbeträge gelten derzeit jeweils für bestimmte Sehhilfen (Brillengläser, Kontaktlinsen), Hörhilfen, orthopädische Einlagen, ableitende Inkontinenzprodukte und bestimmte Arten von Kompressionstrümpfen.

Festbeträge dürfen nicht willkürlich festgelegt werden, sie müssen nach einem transparenten und nachvollziehbaren Schema kalkuliert werden. Gesetzlich vorgesehene Kalkulationsgrundlage ist der höchste Herstellerabgabepreis des unteren Preisdrittels. Das bedeutet, alle vorhandenen Abgabepreise werden durch den GKV-Spitzenverband ermittelt, aufsteigend sortiert und in drei Bereiche eingeteilt. Der höchste Preis des unteren Preisdrittels ist als Basis für den Festbetrag festzulegen. Auf Grundlage dieses Wertes werden dann die Berechnungen von möglichen Rabatten, die Zuschläge von Gemeinkosten und für die zu erbringende Dienstleistung vorgenommen.

Bei den ab 1. März 2012 für Hilfsmittel zur Kompressionstherapie und Hörhilfen (Hörgeräte für an Taubheit grenzende Versicherte), ab dem 1. November 2013 für Hörhilfen (Hörgeräte für schwerhörige Versicherte) und ab dem 1. April 2017 für Einlagen geltenden Festbeträgen handelt es sich um Nettobeträge (ohne Umsatzsteuer), bei den übrigen Festbeträgen für Hörhilfen und den Festbeträgen für ableitende Inkontinenzhilfen und Sehhilfen dagegen um Bruttobeträge, in denen auch die jeweilige Umsatzsteuer enthalten ist. Maßgeblich für die Anwendung neuer Festbeträge ist der Zeitpunkt der Leistungserbringung.

Die Festbeträge müssen einmal im Jahr überprüft werden, um zu gewährleisten, dass eine eventuell notwendige Betragsanpassung zeitnah erfolgen kann. Diese Vorgabe und weitere Bestimmungen zur Höhe und Festlegung der Festbeträge hat der Gesetzgeber in § 35 SGB V festgehalten. Diese gelten zwar primär für Arznei- und Verbandmittel, jedoch sind insbesondere die Absätze 5 und 7 durch Querverweise auf § 36 SGB V auch für Hilfsmittel gültig. Sie sollten also regelmäßig prüfen, ob sich die Festbeträge verändert haben. So wurden die Festbetragsfestsetzungen für aufsaugende Inkontinenzhilfen (Positionsnummern 15.25.01.0-5, 15.25.02, 15.25.03.0-2) und für Stomaartikel vom 1. Dezember 2004 in der Fassung der Beschlüsse vom 23. Oktober 2006 mit Wirkung ab dem 1. Januar 2018 aufgehoben.

> **Praxis-Tipp:**
>
> *Die jeweils aktuellen Festbeträge können im Internet auf den Seiten des GKV-Spitzenverbandes im Bereich Krankenversicherung, Hilfsmittel eingesehen werden.*

Pflegehilfsmittel

Der Spitzenverband Bund der Pflegekassen kann gemäß § 78 Abs. 1 SGB XI, § 36 SGB V für Pflegehilfsmittel ebenfalls Festbeträge ausweisen, was bisher jedoch nicht geschehen ist.

Besonderheit Schule, Ausbildung und Berufsausübung

Werden Hilfsmittel benötigt, um die Schule zu besuchen, den Weg dorthin zurückzulegen, eine Ausbildung zu absolvieren oder eine Berufstätigkeit auszuüben, ist nur in besonderen (vor-)schulischen Situationen die GKV für die Hilfsmittelversorgung zuständig.

Benötigt ein Schüler oder eine Schülerin aufgrund einer Krankheit oder Behinderung ein – von der Schule nicht vorzuhaltendes – Hilfsmittel, um am Unterricht in der Schule teilnehmen zu können und die Hausaufgaben erledigen bzw. generell lernen zu können, hat die Krankenkasse diese Hilfsmittel zur Verfügung zu stellen. Deshalb muss die Schule in der Regel bei der inklusiven oder integrativen Beschulung – d. h. das behinderte Kind geht zusammen mit nicht behinderten Kindern auf eine reguläre Schule – kein Hilfsmittel vorhalten.

Hilfsmittel in der Schule

Handelt es sich um eine spezielle Schule, etwa eine Einrichtung für Körperbehinderte, müssen die Hilfsmittel unter Umständen vom Schulträger gestellt werden. Ihrem Auftrag gemäß muss dann die Schule alle Hilfsmittel vorrätig halten, die von der Allgemeinheit der Schüler genutzt werden und nicht speziell für einen Schüler sind. Im letzteren

Fall kann aber auch in besonderen Einrichtungen eine Leistungspflicht der Krankenkasse vorliegen. So sind spezielle, nur für den einen Versicherten nutzbare Produkte, z. B. eine Kommunikationshilfe mit individuellem Wortschatz oder ein speziell angepasster Stuhl als Hilfsmittel der GKV anzusehen.

Diese Leistungspflicht wird immer dann gesehen, soweit es sich um einen Schulbesuch im Rahmen der Schulpflicht handelt. Gemäß Aussage des Bundessozialgerichts ist die Schulpflicht aber nur als Grundbedürfnis anzusehen, soweit es um die Vermittlung von grundlegendem schulischen Allgemeinwissen an Schüler im Rahmen der allgemeinen Schulpflicht oder der Sonderschulpflicht geht. Die Richter gehen dabei davon aus, dass dieses Grundwissen als Hauptschulabschluss in Gymnasien in neun und an anderen Schulformen in zehn Jahren (bzw. an Förderschulen auch in elf Jahren) vermittelt wird und erlernbar ist.

Hilfsmittel bei der Ausbildung

Darüber hinausgehende Bildungsziele darf die Krankenkasse nicht mehr fördern. Das ist vielmehr Aufgabe der Jugendhilfe oder der Eingliederungshilfe. Diese Leistungen umfassen dann auch insbesondere Hilfen zum Besuch weiterführender Schulen, zur schulischen Ausbildung für einen angemessenen Beruf einschließlich des Besuchs einer Hochschule oder zur späteren, berufsbegleitenden Weiterbildung (zweiter Bildungsweg, Abendschule, Volkshochschule).

Auch die Berufsausübung selbst fällt nicht in den Verantwortungsbereich der GKV.

> *Praxis-Tipp:*
>
> *Benötigen Sie Hilfsmittel zur Ausübung eines Berufs oder für eine weiterführende Schulbildung, ein Studium oder eine Ausbildung, so sind in der Regel nicht die Krankenkassen, sondern, je nach Situation, der Unfallversicherungsträger, Rentenversicherungsträger bzw. Träger der Altersversicherung für Landwirte, die Bundesagentur für Arbeit oder die Eingliederungshilfe oder gegebenenfalls auch die Jugendhilfe zuständig.*

Hilfsmittel im Kindergarten

Anders ist die Situation bei Einrichtungen der vorschulischen Bildung und Erziehung, etwa in Kindertageseinrichtungen bzw. bei Ganztagesbetreuung in Kindertagesstätten (Kita), die von Kindern im Alter von drei bis sechs Jahren besucht werden. Sofern diese Einrichtungen darauf abzielen, die Schulfähigkeit und damit eine Grundvoraussetzung für den Erwerb einer elementaren Schulausbildung zu erreichen, wird ein Grundbedürfnis des täglichen Lebens befriedigt, sodass eine Leistungspflicht der GKV für Hilfsmittel besteht.

> *Praxis-Tipp:*
>
> *Auch wenn für Kinder nach Erreichen des Hauptschulabschlusses keine Leistungpflicht der GKV mehr besteht, erstatten dennoch viele Kassen die für den Schulbesuch benötigten Hilfsmittel bis zum Abschluss der ersten Schulausbildung (mittlere Reife, Fachabitur oder Abitur). Fragen Sie im Zweifelsfall bei Ihrer Krankenkasse nach. Ein Rechtsanspruch besteht jedoch nicht und eine eventuelle Leistungszusage kann auch jederzeit zurückgenommen werden.*

Weitere hilfsmittelähnliche Produkte

Katheter und Sonden

Da der Begriff des Hilfsmittels in der GKV nicht eindeutig im Gesetz definiert ist, kommt es gelegentlich auch zu Diskussionen, ob ein Produkt ein Hilfsmittel im Sinne des § 33 SGB V darstellt oder anderen Leistungsbereichen zugeordnet wird. Beispiel hierfür sind Produkte, die regelmäßig im Rahmen eines ärztlichen Eingriffs angelegt und dann durch den Patienten selbst benutzt werden. Typische Produktbeispiele sind

- suprapubische Katheter
  Die Katheter durchdringen die Bauchdecke und leiten den Urin in einen Beutel ab. Die Katheter selbst werden immer vom Arzt angelegt und bleiben je nach Typ über Wochen bzw. Monate im Körper, bevor es zu einem Wechsel kommt. Die Beutel können durch die betroffenen Personen selbst oder durch Pflegekräfte gewechselt

werden. Suprapubische Katheter werden häufig nicht als Hilfsmittel anerkannt.

- Ernährungssonden
Ernährungssonden dienen der ausschließlichen oder zusätzlichen Zufuhr spezieller Nahrung in den Magen oder Darm. Sie werden ebenfalls vom Arzt angelegt und verbleiben über lange Zeiträume im Körper. Zur Nahrungszufuhr werden die Sonden an spezielle Pumpen und Behälter angeschlossen, die in der Regel als Hilfsmittel gelten. Für die Sonden selbst ist dies nicht immer gegeben. Je nach Krankenkasse wird mit den Produkten unterschiedlich leistungsrechtlich verfahren.

- Katheter und Ports zur Medikamentenzufuhr
Diese Produkte dienen der Zufuhr von Medikamenten, z. B. bei der Schmerztherapie. Auch sie werden vom Arzt angelegt und verbleiben im Körper, werden dann aber wieder durch den Betroffenen selbst oder durch Pflegekräfte genutzt. Je nach Krankenkasse wird mit den Produkten unterschiedlich leistungsrechtlich verfahren.

- Shunt-Ventile bei Laryngektomie
Shunt-Ventile werden in eine tracheo-ösophageale Fistel eingesetzt. Sie ermöglichen es im Verbund mit Hilfsmitteln wie einer Trachealkanüle und einem Sprechventil eine Ösophagus-Ersatzstimme auszubilden und wieder zu sprechen. Je nach Produkt und Krankenkasse wird unterschiedlich leistungsrechtlich verfahren.

Praxis-Tipp:

Beantragen Sie die Produkte immer unter Vorlage einer ärztlichen Verordnung. Sie können derartige Produkte meist nicht allein anlegen und für die spätere selbstständige Nutzung vorbereiten. Bestehen Sie darauf, dass bei unklarer Zuordnung zu den Leistungsbereichen zunächst die Versorgung erfolgt und erst später, kassenintern geklärt wird, aus welchem Topf die Produkte zu finanzieren sind.

Verbandmittel

Verbandmaterialien (Verbandstoffe, Verbandmittel) sind Mittel zur Wundversorgung. Als Verbandmittel werden insbesondere solche Gegenstände und Produkte angesehen, die dazu bestimmt sind, oberflächengeschädigte Körperteile zu bedecken oder deren Körperflüssigkeit aufzusaugen. Hierunter fallen z. B. Wund- und Heftpflaster (sogenannte Pflasterverbände), Kompressen, Mull- und Fixierbinden, aber auch bestimmte Produkte der „modernen" bzw. „feuchten" Wundversorgung, Sprayverbände sowie Gipsverbände. Aber auch, wenn der betroffene Körperteil nicht oberflächengeschädigt ist, sondern eine innere Verletzung (z. B. Zerrung, Muskelfaserriss, Rippenprellung oder Knochenbruch) vorliegt, kann es erforderlich sein, Verbände wie z. B. Mull- und Fixierbinden anzulegen. Es geht demnach um das „Binden" bzw. „Verbinden" von Körperstellen oder Gliedmaßen zu therapeutischen Zwecken mit individuell von Ärzten oder medizinischem Hilfspersonal angefertigten, nur einmal verwendbaren Produkten. Hiervon sind zu Stabilisierungs- oder Stützzwecken eingesetzte Fertigartikel (!) wie z. B. Bandagen oder Orthesen zu unterscheiden, die den Hilfsmitteln zuzuordnen sind.

Eigene Leistungsart

Die Verbandmittelversorgung besteht auf Basis des § 31 SGB V eigenständig neben der Hilfsmittelversorgung und umfasst alle Medizinprodukte, deren Zweckbestimmung die Versorgung oder Behandlung von Wunden, d. h. einem Verbandszweck dienen.

> **Praxis-Tipp:**
>
> *Auch Verbandmittel können eine Leistung der GKV darstellen. Benötigen Sie Verbandmittel, lassen Sie sich diese vom Arzt verordnen. Doch beachten Sie, es handelt sich nicht um Hilfsmittel und es gelten eigene leistungsrechtliche Regelungen.*

Stichwortverzeichnis

Ablehnung *96, 110, 115*

Aktivitäten des täglichen Lebens
18

Akutversorgung *16*

Alltag *18*

Änderung *142*

Anpassung *37, 142*

Antrag *88*

Ausbildung *173, 174*

Ausstellungen *27*

Auswahlkriterien *34*

Bedarfsanalyse *21, 22*

Bedarfsermittlung *18*

Begutachtung *98, 106*

Behinderungsausgleich *60*

Beratung *29, 98, 99, 103, 104,
105, 106*

Beratungsgespräch *30*

Berufsausübung *173*

Beschaffung *131*

Betreuung *38*

Casc Manager *29*

Checklisten *20*

Datenschutz *105*

Eigenanteil *42, 159, 164, 165*

Einweisung *37, 143, 144, 145*

Ereignistagebuch *21*

Ersatz *141*

Ersatzbeschaffung *148*

Erstattung *43, 132*

Fachhandel *29, 30*

Festbeträge *171*

Frist *119, 123, 127, 128*

Fristen *102, 128*

Funktion *33, 34*

Gebrauchsgegenstand *54, 164*

Gebrauchsgegenstände *54*

Gebrauchsvorteil *75*

Genehmigung *110, 111, 115*

Grundbedürfnis *62*

Grunderkrankung *22*

Gutachten *99*

Heilmittel *14*

Hersteller *34*

Hilfsbedarf *20*

Hilfsmittel *14, 53, 54, 55*

Hilfsmittelabgabe *37*

hilfsmittelähnliche Produkte
175

Hilfsmittelarten *52*

Hilfsmittelberater *29*

Hilfsmittelexperte *23*

Hilfsmittelkatalog *43, 44, 48*

6

Hilfsmittelkategorie *49*
Hilfsmittelrezept *81*
Hilfsmittel-Richtlinie *77*
Hilfsmittelverzeichnis *48, 140*
Hörhilfen *30*

ICF *21*
Instandhaltung *150*
Internet *27, 75*

Kinder *175*
Kindergarten *175*
Klage *118*
Kosten *39, 118, 131, 132, 146, 147*
Kostenerstattung *45, 131*

Leistungsanspruch *49*
Leistungsentscheidung *123, 124*

Medizinprodukt *54*
Messen *27*

Notwendigkeit *67*

Persönliches Umfeld *20*
Pflegehilfsmittel *31, 56, 57, 85,
    106, 141, 152, 153*
Private Krankenversicherung *45*
Prognose *22*
Prophylaxe *59*
Prüfung *95, 96*

Qualität *114*

Rechtsbehelf *115, 116*
Rehatechniker *29*
Reparatur *147*
Rheuma *22*

Schule *173*
Schweigepflicht *104*
Sehhilfe *23, 31, 45, 154, 155*
Selbstanalyse *22, 23, 24*
Selbsteinschätzung *23*
Selbsthilfe *32*
Selbsthilfegruppen *31, 32*
Skalen *20*
Sozialgericht *118*

Tätigkeiten des täglichen Lebens
    18
therapeutisches Hilfsmittel *59*

Überblick *26, 27*
Umfeld *20*

Verbandmittel *177*
Verbrauch *151, 152, 153*
Verbrauchsmaterialien *146*
Verordnung *76, 77, 79, 80, 81,
    84, 101*
Verordnungshilfe *93*
Versorgung *80, 81*
Versorgungsalternativen *49,
    50, 58*
Versorgungspauschale *156, 157*
Vertragspartner *113*

6

Verwaltungsakt *122*
Verwaltungsverfahren *88, 91*
Vollmacht *121*
Vorbeugung *59*

Widerspruch *115, 116, 117, 118, 128*
Wirtschaftlichkeit *72*
Wirtschaftlichkeitsgebot *66*

Ziele *25*

Zielerreichung *38*
Zielformulierung *24*
Zielsetzung *25*
Zubehör *146, 147*
Zusatzleistungen *141*
Zuzahlung *159, 162, 168*
Zuzahlungen *159*
Zweckbestimmung *34*
Zweckmäßigkeit *71*